AF452066

HISTOIRE

DE

LA MATERNITÉ

DE MARSEILLE

Par le Docteur QUEIREL

CHIRURGIEN EN CHEF, MEMBRE CORRESPONDANT DE LA SOCIÉTÉ DE CHIRURGIE DE PARIS,
MEMBRE DU CONSEIL D'HYGIÈNE DES BOUCHES-DU-RHONE,
VICE-PRÉSIDENT DE L'ASSOCIATION MÉDICALE DES BOUCHES-DU-RHONE,
OFFICIER DE LA LÉGION D'HONNEUR, OFFICIER D'ACADÉMIE, ETC.

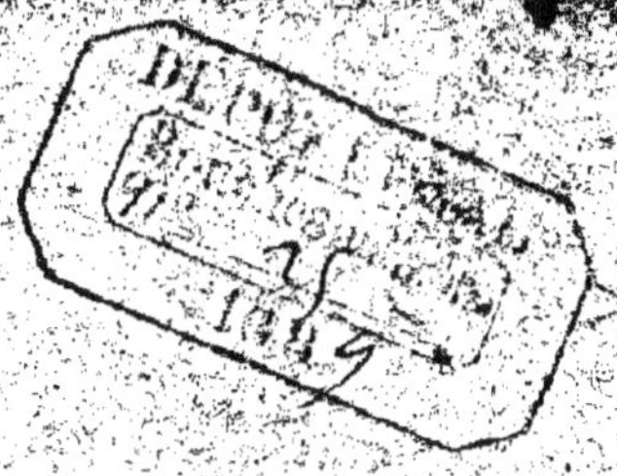

MARSEILLE

TYP. ET LITH. BARLATIER ET BARTHELET
Rue Venture, 19

1889

HISTOIRE

DE

LA MATERNITÉ

DE MARSEILLE

HISTOIRE

DE

LA MATERNITÉ

DE MARSEILLE

Par le Docteur QUEIREL

CHIRURGIEN EN CHEF, MEMBRE CORRESPONDANT DE LA SOCIÉTÉ DE CHIRURGIE DE PARIS,
MEMBRE DU CONSEIL D'HYGIÈNE DES BOUCHES-DU-RHONE,
VICE-PRÉSIDENT DE L'ASSOCIATION MÉDICALE DES BOUCHES-DU-RHONE,
OFFICIER DE LA LÉGION D'HONNEUR, OFFICIER D'ACADÉMIE, ETC.

MARSEILLE

TYPOGRAPHIE ET LITHOGRAPHIE BARLATIER ET BARTHELET
Rue Venture, 19

1889

A Messieurs les Administrateurs des Hôpitaux :

MÉTAXAS, ROUFFIO, ROCHE, VIDAL-NAQUET, CAILLOL, BARTHELET,
J.-CH. ROUX, ARMELIN, MIREUR, GAIRARD, CLAUZEL, *Directeur
des hospices* et M. HARDOUIN, *Secrétaire-général.*

Il est tout naturel que je vous offre la dédicace d'un travail
né dans l'hôpital! Peut-être ne représentera-t-il pas l'effort
qu'il m'a coûté ? Il m'a fallu compulser de nombreux
documents, soit dans les riches archives de l'Hôtel-Dieu, soit
dans les services de la Maternité et tel nombre représenté
seulement par deux chiffres a nécessité quelquefois plusieurs
jours de patientes recherches ; mais l'exactitude doit être
la première qualité d'une pareille œuvre. J'espère qu'elle ne
sera pas trop indigne de votre patronage, si vous regardez
moins à son importance qu'à sa sincérité.

HISTOIRE DE LA MATERNITÉ

DE MARSEILLE

L'accouchement, cette fonction qui concourt à la conservation de l'espèce, semble s'éloigner de plus en plus du type physiologique, à mesure que l'humanité vieillit et avance dans la civilisation. On voit en effet que plus la femme se rapproche de l'état sauvage, plus la parturition est facile et exempte de dangers ; d'autre part, il semble qu'au siècle passé les accidents du travail étaient moins nombreux, la mortalité des accouchées moins élevée ! Est-ce pour cette raison que les origines des maternités sont moins anciennes que celles des hôpitaux ? L'accouchement étant considéré comme un acte naturel, pour lequel quelques soins et quelques jours de repos suffisaient, les femmes avaient recours à une parente, une voisine expérimentée, une matrone et plus tard une accoucheuse, jusqu'au moment où plus éclairées, ces malheureuses allèrent demander leur admission dans une Maternité. Il est vrai, qu'au début, le séjour de celle de Marseille était peu engageant et que c'était plutôt une prison qu'une maison hospitalière ; mais plus tard, sous l'influence d'idées morales plus saines, l'établissement se transforma et devint peu à peu ce qu'il est aujourd'hui ; c'est-à-dire, que le bien être des pensionnaires, la sollicitude de la commission des hôpitaux et la discrétion du personnel, remplacèrent les vexations et la curiosité administratives de jadis.

Ce sont ces transformations que nous étudierons au cours de ce travail. Il a été fait au double point de vue de l'hygiène et de l'art obstétrical ; heureux serons-nous, si les lois de ces deux branches importantes de la science médicale trouvent, dans ces recherches, un nouvel appui.

En jetant un coup d'œil rétrospectif sur le temps qui a précédé notre époque, nous avons constaté une fois de plus que ce n'est jamais en vain que l'on fouille le passé. On y trouve des raisons d'améliorer le présent et de précieux enseignements pour l'avenir. Cela est surtout vrai, en ce qui concerne les Maternités ! La construction des bâtiments, la disposition des locaux, la distribution des malades, la nature du mobilier, les attributions du personnel, les précautions hygiéniques, jusqu'aux méthodes thérapeutiques, tout a été changé, dans ces dernières années, au grand profit de l'humanité.

Nous avons divisé notre travail en sept chapitres :

Le premier : Expose les origines de la Maternité et va jusqu'en 1739 ;

Le deuxième : Part de 1740, époque où les renseignements des registres sont plus complets et plus précis, et va jusqu'en 1789. Il parcourt par conséquent une période d'un demi-siècle ;

Le troisième : Qui présente quelques lacunes dans l'histoire de nos archives, va de 1790 à 1826, époque de la création de l'école d'accouchements ;

Le quatrième : Va de 1827 à 1874 et comprend 50 années de la pratique de notre maître le docteur Villeneuve père. Il renferme surtout une statistique absolument médicale ;

Le cinquième : Fait l'histoire de l'école d'accouchements ;

Le sixième : Celle de ces cinq dernières années, et enfin dans le septième, nous avons groupé tous nos *desiderata*.

CHAPITRE PREMIER

De 1695 à 1739

Dans un des vieux quartiers de Marseille, paroisse Saint-Martin, une maison achevée en 1381, le 29 mars, fut affectée au service de quelques femmes qui, dégoûtées du vice, voulurent y faire pénitence. Cet établissement donna son nom à la rue des Repenties et disparut, on ne sait à quelle époque, mais n'existait plus au commencement du xvii* siècle.

Nous voyons en effet qu'en 1630, pour arrêter la peste qui désolait Marseille, les deux consuls Léon de Valbelle et Nicolas de Gratian firent vœu de fonder, aux frais de la ville, une *nouvelle* maison pour les filles repenties !

Voici le texte que donne Ruffi, l'historien de Marseille, à propos de ce vœu :

« Dieu Tout Puissant, Seigneur et Maître de nos vies, nous
« consuls, gouverneurs, protecteurs et défenseurs des privi-
« lèges, franchises et libertés de cette ville de Marseille fai-
« sons vœu au nom de toute notre Ville à votre Divine
« Majesté, à l'honneur de la glorieuse Vierge Marie et de
« Saint-Jean-Baptiste, de faire faire une communion générale
« (à laquelle nous désirons tant que nous pouvons d'obliger
« tous) mais principalement les chefs de famille un mois
« environ selon que sera avisé après l'entière santé rendue à
« notre ville affligée, et de plus faisons vœu de donner com-
« mencement à une Maison des Filles Repenties, donnant
« pour une fois tant, ou tous les ans quelque chose pour
« l'établissement d'icelle, selon la volonté du conseil, et fai-
« sons ces vœux, afin qu'il plaise à sa Divine Majesté fléchir
« par les prières de la Vierge, et de saint Jean-Baptiste de
« détourner la juste colère que nos péchés ont mérité de
« dessus notre ville, et faire cesser par les douces entrailles

« de ses miséricordes la peste qui nous afflige, et comme
« nous le demandons instamment, aussi espérons-nous de
« votre infinie Bonté, l'entérinement de nos humbles prières.
« Ainsi soit-il. Le 24 juin 1630, dans la Maison de Ville
« audit Marseille durant la Messe en laquelle les consuls
« ont communié. »

Le vœu fut accompli quelques années plus tard et l'œuvre
se fortifia, en 1686, d'un legs de 18,000 livres, somme considérable pour l'époque, et dûe à la générosité d'Isabeau, mar-
quise de Trets.

Nous avons trouvé dans les archives des hôpitaux divers
actes pour l'achat successif de plusieurs propriétés, afin de
constituer et d'agrandir le Refuge, c'était le nom du nouvel
établissement.

La Maison du Refuge ou hôpital de Saint-Joseph, dit la
galère, fut établie sur le modèle de celle d'Aix, par arrêté des
consuls du 4 décembre 1640. Le but de l'institution était d'y
renfermer les femmes dont l'inconduite était notoire. Celles-
ci y étaient menées de force par la justice, mais quelquesunes cependant s'y présentaient d'elles-mêmes.

De 1647 date le premier des actes pour l'achat de propriétés
destinées à la construction du Refuge. Plus tard, en 1675,
les directeurs de l'œuvre achètent, pour 400 livres, de
M. Moullot et son fils, une place à bâtir maisons, vis à vis
celle du Refuge. En janvier 1688, ils font abattre, prix fait
de 135 livres, avec Antoine Bertotot-Perciron, le rocher, au
plan de la rue, de la place ci-dessus mentionnée, et, en juillet
de la même année, ils acquièrent encore du sieur Jean-
Baptiste-Comte, procureur, une maison « d'haut en bas, »
faisant coin, afin de constituer l'Entrepôt. Ce dernier achat
est du 23 juillet, mais ils avaient déjà traité, pour la bâtisse,
avec Balthazard Gay, maître maçon, le 14 juillet, la taille à
16 livres la canne, la maçonnerie nouvelle à 5 livres la
canne, etc... (Acte reçu par M° Pons, notaire).

Puis jusqu'en 1700, plusieurs personnes pieuses firent des
dons à cet établissement qui prospéra dès lors, surtout après
1689, année où se dénoua, par lettres patentes de Louis XIV,

un procès, avec une œuvre voisine, au sujet d'une rue qui séparait les deux maisons de charité.

L'Entrepôt, qui était une succursale, une annexe du Refuge, peut être considéré comme la première Maternité que nous ayons eue dans le midi ; car c'est dans cette partie des bâtiments, formant un service distinct, que l'on enfermait les femmes débauchées, en état de grossesse, dans l'intention de prévenir les infanticides. Après leur accouchement, on les faisait passer dans la maison de correction, et plus tard à l'Hôtel-Dieu, où elles séjournaient comme nourrices, durant quinze mois.

Plus tard encore, l'importance de la maison d'accouchements et le nombre de ceux-ci augmentant, les règlements changèrent et perdirent de leur rigueur.

Cet établissement, qui existe encore aujourd'hui, après avoir changé maintes fois de destination, est devenu le dépôt actuel de mendicité. Il est situé, comme on sait, dans le vieux Marseille, entre les rues des Repenties, Saint-Joseph et du Refuge, tous noms qui rappellent son ancienne affectation.

Les premiers accouchements qui eurent lieu à l'Entrepôt ne datent que de la fin du xviie siècle. Grosson, dans son *Almanach*, commet une erreur quand il dit : « La maison de l'Entrepôt, où l'on détenait les femmes enceintes, était adossée à la maison du Refuge ; on *l'établit en même temps* que cette dernière, c'est-à-dire en 1640.

L'année 1695 est la première où nous trouvions mentionnés quelques accouchements. Il y eût 3 parturientes : 2 filles conduites par la police, 1 femme mariée, reçue par ordre des échevins.

De 1695 à 1720, année de la peste, on observa 480 accouchements, et pendant cette période, une seule femme succomba en couches.

REGISTRE 8 — SÉRIE G — ENTREPOT

État de l'entrée et de la sortie des femmes (nous n'avons relevé que les femmes enceintes.)

Année 1695 — 3 accouchements.
 »   1696 — 5   »
 »   1697 — 2   »
 »   1698 — 2   »
 »   1699 — 15   »
 »   1700 — 7   »
 »   1701 — 3   »
 »   1702 — 7   »
 »   1703 — 6   »
 »   1704 — 8   »
 »   1705 — 26   »
 »   1706 — 17   »
 »   1707 — 22   »   (20 filles, 2 veuves. 2 sont entrées nour-
                              rices à H.-D.
Année 1708 — 27 accouchements (24 filles,1 veuve, 2 mariées. 1 malade
                              et 4 nourrices à H.-D.)
 »   1709 — 23   »   (22 filles, 1 mariée.)
 »   1710 — 10   »   (8 filles, 2 mariées.) 1 **décès, après accouch**[t]
 »   1711 — 17   »   (13 filles, 4 mariées.)
 »   1712 — 29   »   (26 filles, 2 mariées, 1 veuve.)
 »   1713 — 30   »   (26 filles, 2 mariées, 2 veuves.) 1 entrée
                              H.-D., morte 1 an après.
 »   1714 — 30   »   (27 filles, 2 mariées, 1 veuve.)
 »   1715 — 40   »   (39 filles, 1 mariée.) 1 fille mort-née.
 »   1716 — 29   »   (29 filles.)
 »   1717 — 27   »   (27 filles.)
 »   1718 — 24   »   (24 filles.)
 »   1719 — 50   »   (49 filles, 1 mariée.)
 »   1720 — 21   »   (21 filles.)

26 années... 480 accouchements.

La mortalité, si faible durant cette période de 26 années (1695 à 1720 inclusivement), s'explique par plusieurs raisons : 1° le bâtiment était neuf et bien situé, ayant une superficie suffisante ; 2° le nombre des accouchements n'était pas considérable ; 3° toutes les filles ou femmes qui accouchaient étaient en bonne santé, car on envoyait celles qui entraient malades, à l'Hôtel-Dieu. Ce sont là autant de causes qui pouvaient diminuer le coefficient de la mortalité.

A partir de 1705, nous remarquons que quelques femmes viennent d'elles-mêmes accoucher à l'Entrepôt. Plus tard, le nombre de ces dernières devient considérable, et l'établissement perd de plus en plus son caractère de maison de détention pour prendre peu à peu celui d'une véritable maternité. C'était pourtant presque toujours des femmes non mariées qui venaient demander à y faire leurs couches. On les y recevait, du reste, n'importe l'époque de leur grossesse et quel que fût leur âge ou leur nationalité.

Depuis 1707, l'état-civil des entrantes est inscrit sur le registre, et dans ces quatorze dernières années, c'est-à-dire jusqu'à 1721, il y a eu 379 entrées de femmes enceintes, dont 355 filles, 17 femmes mariées et 7 veuves, encore ces dernières l'étaient-elles, le plus souvent, de plusieurs années.

On voit que les enfants légitimes formaient une infime minorité.

Quelquefois des femmes, ramassées par la police, étaient internées, comme enceintes, gardées quelque temps, examinées par une sage-femme et un chirurgien, attachés à l'établissement, puis envoyées au Refuge pour purger une condamnation ou simplement chez elles, lorsqu'il était constaté qu'elles n'étaient pas grosses.

Le livre d'entrées et de sorties prouve, par les dates mêmes de celles-ci, qu'on devait de temps en temps, comme aujourd'hui et sans plus de discernement, opérer de véritables razzias.

Pendant les premiers temps et durant une grande partie du xviii° siècle, les filles qui venaient, de gré ou de force, accoucher à l'Entrepôt, faisaient, devant le lieutenant-général criminel, leur déclaration de grossesse, prescrite, d'ailleurs, par les édits de Louis XIV (1708), rappelant ceux des rois Henri II (1556) et Henri III (1586) ; et, comme l'enfant naissant dans la maison était porté à l'Hôtel-Dieu, cet établissement, pour rentrer dans ses débours, avait le droit d'exiger du père du bâtard, 7 livres 10 sous par mois, ou 300 livres, une fois payées, ou, à partir de 1700, 600 livres. Aussi, importait-il à l'administration hospitalière de connaître les auteurs des jours de ses pupilles et ne négligeait-elle rien pour arriver à ce but. C'est ainsi qu'un intérêt administratif ouvrit la porte aux abus de la recherche de la paternité et que les poursuites de l'hôpital troublèrent bien souvent le repos des familles, par une publicité scandaleuse.

La seule déclaration d'une fille mère, dit l'historien A. Fabre, (t. i, p. 427), suffisait, contre un homme qui se voyait de la sorte, et bien malgré lui assurément, chargé d'une paternité peu flatteuse.

Ni la pureté des mœurs, ni la noblesse du caractère, ni l'estime publique, ni le rang social, rien ne mettait à l'abri des atteintes d'une déclaration qui pouvait, dans bien des circonstances, n'être dictée que par un esprit de spéculation détestable, et, si une chose nous étonne, c'est de voir que cette règle absurde ait existé pendant si longtemps. C'était le chantage administratif organisé. — Quelques filles se reconnurent enceintes des œuvres de plusieurs et l'administration de l'Hôtel-Dieu eut l'embarras du choix pour poursuivre le véritable séducteur. De 1735 à 1765, il y eut (A. Fabre) 1161 déclarations qui vinrent frapper des hommes de tout rang : prêtres, nobles, propriétaires, bourgeois, négociants, officiers de terre et de mer, capitaines marins, avocats, médecins, instituteurs, artistes, gens de divers métiers. Un tel état de choses ne doit point faire regretter que la loi ait renoncé à la recherche de la paternité et même l'ait interdite. Il faut espérer qu'elle subsistera malgré les réclamations de quelques philanthropes, qui, sans doute émus par les drames du vitriol et du revolver, n'ont envisagé qu'un côté de la question.

A côté des abus que nous venons de signaler, il est bon de dire que la charité et la surveillance la mieux entendue, la sollicitude la plus éclairée s'exerçaient sur l'innocente créature, confiée à l'administration hospitalière.

Si, à partir de 1741, les femmes, étrangères à Marseille, qui venaient accoucher à l'Entrepôt, ou à l'Hôtel-Dieu quelquefois, étaient gardées pendant quinze ou dix-huit mois, comme nourrices, sans salaire, c'était en prévision d'assurer l'allaitement des nombreux enfants trouvés qu'on recevait dans cette maison. L'assistance des enfants abandonnés a été, et dès longtemps, toujours effective à Marseille, il faut le reconnaître à la louange des administrateurs. Quand les nourrices manquaient, chacune était obligée de donner le sein à plusieurs nourrissons, jusqu'à ce qu'on ait pu envoyer ceux-ci dans les départements voisins où on les confiait à des nourrices salariées qui gardaient l'enfant, même quelquefois après le sevrage.

L'Hôtel-Dieu se chargeait aussi des frais de traitement des nourrices auxquelles les enfants trouvés avaient communiqué des affections vénériennes. Il payait même les frais de guérison du mal que ces femmes donnaient à leurs maris et cela dès 1678. En 1782, il fut dit encore que les nourrices et nourriciers syphilitiques des enfants de l'hôpital continueraient à être traités gratuitement. L'administration faisait plus ! déjà en 1634, nous en avons la preuve, elle envoyait, à ses frais, aux bains de Digne (1), quelques-uns de ces malades.

Enfin, si, en 1709, on décida de ne plus recevoir, à l'Hôtel-Dieu, les femmes malades, enceintes de plus de cinq mois, nous supposons que cette délibération visait les mères syphilitiques.

Jusqu'en 1735, nous ne trouvons mentionnés sur les registres, ni le sexe, ni l'état de l'enfant, aussi nous est-il impossible de nous faire une idée de la mortalité des nouveau-nés dans cette période, de 1695 à 1735.

En 1720, époque néfaste dans les annales de notre histoire locale, la peste qui fit de si terribles ravages en Provence, où, d'après les documents officiels, il mourut 87,659 individus de tout âge, de tout rang et de tout sexe, c'est-à-dire plus du tiers de la population, frappa cruellement Marseille. C'est là qu'elle eût son pricipal foyer ; elle y fit, dans la ville seule, 30,137 victimes, sur une population qui n'atteignait pas

______

(1) Chef-lieu des Basses-Alpes. — Eaux sulfureuses chaudes, très énergiques.

100,000 âmes. Bertrand, dans son histoire véridique, porte les décès de Marseille à 50,000, dont 10,000 à la campagne.

Nous ne referons pas le tableau de l'épouvante et de la désolation qu'inspira le fléau aux habitants de notre cité; nous ne redirons pas les actes barbares auxquels ils se livrèrent par ignorance et par superstition, auxquels même l'autorité affolée ne fut pas toujours étrangère; nous aimerions mieux nous reposer sur les actes de charité et de dévouement par lesquels se signalèrent quelques citoyens, à l'âme élevée et au cœur magnanime, dont les noms sont arrivés jusqu'à nous et seront l'honneur éternel de nos compatriotes. Citons à côté des échevins, Moustiers, Estelle, Audimar et Dieudé, de l'évêque Belzunce et du chevalier Roze, les noms moins connus de l'administrateur Granier et du médecin Peissonnel qui, alors que l'Hôtel-Dieu était abandonné de tous ses protecteurs naturels, s'y enfermèrent, y combattirent le fléau, en soignant et consolant les malades, et moururent victimes de leur généreux dévouement.

D'autres âmes, sensibles aux malheurs de leurs concitoyens, périrent aussi, soit parmi les médecins, les religieuses ou les magistrats, en venant s'offrir d'elles-mêmes aux coups du Minotaure ; tant il est vrai que l'humanité ne perd jamais ses droits ! gloire à ceux qui s'immolent pour les soutenir ! Mais nous n'écrivons pas l'histoire de cette époque. Nous ne consignerons ici que le dommage causé par l'affreuse épidémie à l'établissement de l'Entrepôt et pour cela nous n'avons qu'à recourir aux archives d'alors.

L'année 1720, il y eût 21 accouchements : 14 se produisirent avant l'apparition de la peste, dans la maison, où elle se montra au commencement d'août. A partir de ce moment, cinq femmes grosses furent congédiées pour aller accoucher dehors. Une accoucha cependant à l'Entrepôt et échappa à la contagion, ainsi que son enfant ; une autre, atteinte par le fléau, pendant sa grossesse, fut envoyée à l'hôpital où elle accoucha, mais nous ne savons pas ce qu'elle devint. Il est probable qu'elle succomba, car la mortalité fut excessive à l'Hôtel-Dieu.

Puis on ferma le Refuge, ainsi que son annexe, qui avaient
perdu un grand nombre de personnes, employées ou pensionnaires, et ce n'est qu'en 1722, le 19 septembre, qu'il fut tenu
un bureau, le premier, depuis les évènements de 1720. Nous
allons transcrire *in extenso* cette séance, telle que nous la
trouvons dans le registre des délibérations :

« On n'avait point tenu de bureau dans cette maison depuis
« le 8 août 1720, à cause que la contagion, ayant commencé
« pour lors, cette maison fut attaquée : la supérieure et la
« portière y moururent, avec le *plus grand nombre* des sécu-
« lières ; la maison du Refuge, ayant été aussi attaquée et le
« plus *grand nombre des religieuses* y étant mortes, on se
« trouva dans la nécessité de tenir l'Entrepôt fermé, par
« délibération du 7 septembre 1721 : transcrite au registre du
« Refuge, on y a inséré tout ce qui était arrivé à l'Entrepôt
« jusqu'alors, on a continué d'enregistrer les entrées et les
« sorties de celles destinées pour l'Entrepôt dans le registre
« du Refuge jusqu'au 25 avril 1722 : auquel temps, y ayant
« eu un soupçon de rechûte de contagion, cela fit cesser
« l'*enregistration* des délibérations, à cause du danger qu'il
« y avait à la communication. Le 17 août dernier (1722), on
« ouvrit l'Entrepôt, où il fut délibéré de faire passer la sœur
« Jésus pour supérieure, et comme on n'a pas de religieuse,
« pour le présent, à y mettre, comme portière, il fut déli-
« béré qu'elle serait supérieure et portière jusqu'à nouvel
« ordre....... »

Il y avait des femmes enceintes dans le Refuge qui passèrent à l'Entrepôt. Ces entrées, dit une note, sont détaillées au
registre du Refuge. Or, nous avons eu le registre en question
entre les mains et voici seulement ce que nous avons trouvé :

1721 — 11 accouchements ; 5 garçons et 6 filles.
1722 — 7   »   le sexe n'est pas toujours indiqué.

A partir du 3 janvier 1723, il n'est plus fait mention de
femmes enceintes.

Nous avons donc, à partir de cette date, une lacune que nous n'avons pu combler, et ce n'est qu'en 1735 que les inscriptions reprennent leur régularité.

```
1735 — 36 acc^h   37 parturitions 18 g. +  19 f.  =  37 enf^ts dont 3 m.-nés
1736 — 47    »    47         »     20  + 27  =  47    »     1      »
1737 — 55    »    58         »     25  + 33  =  58    »     4      »
1738 — 56    »    57         »     37  + 20  =  57    »     0      »
1739 — 57    »    57         »     26  + 31  =  57    »     0      »
                 ───────────────────────────────────────────────────
5 années 251 acc^ts 256 parturitions 126 g. + 130 f. = 256 enf^ts dont 8 m.-nés
```

Proportion des morts-nés, un peu plus de 3 %. — (3,12 %.).

Sur ces 251 parturientes, une seule a succombé aux suites de couches à l'Hôtel-Dieu (1).

Sur les 251 accouchements, il y en a eu 5 de gémellaires, ou comme l'on disait à cette époque 5 bessonades, tous : garçons et filles.

L'expression de *besson* s'est encore conservée dans la langue provençale, et dans le patois du Berry probablement, puisque G. Sand l'a employée dans sa *Petite Fadette*.

Outre ces 251 accouchées, il y a eu deux femmes grosses de cinq mois qui ont avorté et succombé à l'Hôtel-Dieu. Enfin, une femme est sortie enceinte, près du terme, pour aller accoucher chez Reynaude, accoucheuse de la maison. On envoyait souvent des femmes accoucher ainsi au domicile des accoucheuses, comme on le fait aujourd'hui encore à Paris, dans le but de les soustraire au milieu nosocomial, à la contagion puerpérale. Jadis c'était probablement des conditions d'ordre **moral** qui dictaient cette mesure, réservée à peu près pour les seules femmes mariées.

(1) Il était de règle, en effet, qu'on envoyât à l'hôpital l'enfant nouveau-né, immédiatement après sa naissance, et la mère, le lendemain. Nous avons tenu compte de cette particularité dans l'appréciation des décès maternels, et avons fait figurer dans nos statistiques les mères mortes, à l'Hôtel-Dieu, dans la période des suites de couches. Pour les enfants nous n'avons d'abord mentionné, parmi les morts-nés, que ceux qui venaient au monde morts, ou qui succombaient, soit pendant le travail, soit dans la première journée. Plus tard, ainsi que nous avons eu soin de le dire, nous avons compris parmi les morts-nés tous les enfants ayant vécu moins de trois jours.

Les mentions des registres nous font savoir qu'on confiait aussi des femmes à des chirurgiens qui déclaraient s'en charger jusqu'après l'accouchement, et en prenaient la responsabilité, mais c'était surtout aux sages-femmes que l'on s'adressait.

Pendant bien longtemps, les femmes préférèrent les accoucheuses aux hommes de l'art ; aujourd'hui même encore, dans une certaine classe, par économie, et, dans certaines localités, par préjugé, il en est ainsi.

Dans le langage du pays de Provence on appelait la sage-femme : *la Baïlo*. Après avoir délivré la mère, celle-ci ne manquait pas, suivant l'usage, de tirer de sa poche, pour l'accrocher au cou de l'enfant, à l'aide d'un cordon, un petit coussinet béni, appelé *Evangile*, destiné à prévenir les maléfices. La superstition est le propre des peuples ignorants, heureux quand elle n'engendre que des croyances naïves ou des pratiques innocentes !

Les femmes du peuple, dans leur grossesse, sont persuadées que , si elles ont envie de manger un mets quelconque, sans oser pourtant y toucher, par une fausse honte, l'enfant portera un signe ou une marque qui aura de la ressemblance avec ce mets. De même, si leur imagination a été vivement frappée par un objet, l'enfant portera en naissant un signe analogue. On donne à ces signes le nom d'*envies* (envegeos) et cette croyance est cause qu'on n'ose rien refuser à une femme enceinte.

La présentation de l'enfant aux fonds baptismaux est une fête. Le parrain et la marraine s'appellent compère et commère et, généralement, on choisit pour cette dignité des jeunes gens qui voient souvent, dans ce rapprochement, le présage d'une union matrimoniale ; chacun d'eux appelle aussi le père et la mère du nouveau-né compère et commère.

Aux relevailles, après la cérémonie religieuse, il y a une réunion de famille, presque toujours parmi les femmes seulement. Là, la marraine donne au fillenl : un pain, un œuf, un grain de sel et un paquet d'allumettes, en lui disant :

« *Siéguès boun coumo lou pan , plen coum'un vou , sagi coumo la saou, et lou bastoun de viellesso de teis parents* (1). »

Quand le bébé éternue, les bonnes femmes lui disent : Saint-Jean. Cet éternuement est considéré comme un effort pour se délivrer des mauvais génies.

Cette foi qu'a le vulgaire dans le surnaturel n'est pas étrangère au respect qu'il a pour la médecine et le médecin. Sans doute, quand elle le pousse à aller consulter un thaumaturge ou un charlatan, nous trouvons qu'elle fait fausse route, mais il faut avouer que les bienfaits de notre art doivent lui paraître bien extraordinaires et les découvertes scientifiques récentes surexciter son imagination comme autant de miracles inexpliqués, quand l'instruction, cette boussole de la raison, lui fait défaut.

Et puis, malgré les découvertes transcendantes des Newton et des Keppler, ce n'est qu'à la fin du xviii° siècle que la physique, la chimie, la médecine et les sciences naturelles sortirent du cahos où elles se débattaient confuses et hésitantes ; ce n'est même qu'au commencement de celui-ci que les grandes lois régissant la matière, sous toutes ses formes, commencèrent à être étudiées scientifiquement, pour être contrôlées et acquises définitivement à notre époque ; résultat immense et fécond de la lente observation du siècle précédent.

Tout vient en son temps, dit-on ! ce qui devait résulter des progrès de la science, on ne saurait trop le répéter, c'était l'affranchissement des préjugés, joug bien lent à secouer, car on sème plus vite l'erreur qu'on ne la déracine ; ce que devait amener cette marche en avant de l'esprit humain, c'était l'amélioration de l'humanité, l'amélioration des conditions de la vie et surtout de celle du prolétaire.

Aussi, les œuvres de bienfaisance se multiplient-elles à Marseille ! Mûes par une pensée généreuse et charitable, de nombreuses personnes s'occupèrent des malheureux et fondè-

---

(1) « Soit bon comme le pain, plein comme un œuf, sage comme le sel et le bâton de vieillesse de tes parents. »

rent des œuvres de secours et des maisons de refuge. A cette époque où l'Église tenait une si large place dans la vie des peuples et l'équilibre des sociétés, où chaque ville était divisée en paroisses, où chaque paroisse tenait le livre de vie et de mort de toutes les familles, une institution, dite la Petite Miséricorde, était attachée à chacune des paroisses de Marseille. Elle avait pour but de venir au secours des pauvres honteux et aussi des femmes enceintes, mères de famille, ayant plus de trois enfants. On faisait accoucher celles-ci par des sages-femmes, on les pourvoyait de linge, de vivres et de tout secours en nature, dans la mesure du possible.

A notre grand regret nous n'avons pu retrouver les procès-verbaux de ces assemblées qui se tenaient régulièrement au siége de la paroisse. Seuls les noms des présidents, des trésoriers, des commissaires, figurent dans l'*Almanach* Grosson, depuis 1770.

CHAPITRE II

De 1740 à 1789

A partir de 1740, les registres de l'Entrepôt sont mieux tenus et mentionnent, outre l'état-civil, l'âge, l'entrée et la sortie des mères, le sexe de l'enfant et quelques autres particularités.

C'est ainsi que nous avons pu dresser la statistique et les tableaux suivants :

ANNÉES	Accouchements	Parturitions	VIVANTS		MORTS		Décès maternels	OBSERVATIONS
			Garçons	Filles	Garçons	Filles		
1740	46	46	28	17	1	—	—	
1741	68	68	33	34	1	—	—	
1742	67	67	27	34	5	1	—	
1743	50	51	24	24	2	1	1	Déc. mat., morte en couch. opér. cés, p, m., g. mort.
1744	49	49	27	19	2	1	—	Acc' gemel. 2 filles, dont 1 mort.
1745	53	53	28	22	—	3	—	
1746	49	50	21	23	4	2	2	Déc. mat., 1 en couch., 1, 2 jours après. Acc' gemel.
1747	47	48	23	24	1	—	—	Accouch. gemel. 2 g. vivants. |2 f. vivantes,
1748	40	40	18	21	1	—	—	
1749	55	56	27	26	3	—	1	Déc. mat., g. tiré en pièces. Acc'gemel. 2 g. v.
1750	61	62	32	27	1	2	—	Acc' gemel. 2 f. viv. (les 3 décès d'enfants pourris).
1751	61	61	31	28	1	1	1	Déc. mat. : morte en suite de son accouchement.
1752	72	72	37	31	2	2	—	
1753	41	44	24	16	2	2	—	3 acc" gemel.: 1° 2 g.viv.; 2° 1 g., 1 f.v.; 3° 1 g.v. 1 g. m.
1754	69	71	29	35	6	1	—	2 acc" gemel.: 1° 2 f. v.; 2° 2 g. v.
1755	61	61	25	32	2	2	—	
1756	67	69	27	38	1	3	—	2 acc" gemel., chacun 2 filles vivantes.
1757	64	64	35	27	1	1	—	
1758	77	77	40	29	4	4	—	
1759	66	66	31	31	2	2	—	
1760	79	79	46	32	1	—	—	
1761	58	58	29	28	1	—	1	Décès maternel, morte en travail ainsi que l'enfant.
1762	71	72	33	31	3	5	2	Déc. mat., 1 morte le 6e jour et l'autre ? Acc' gemel. 2 f. m.
1763	53	53	24	25	—	4	—	
1764	55	55	22	27	4	2	—	
1765	72	72	30	30	6	6	—	
1766	74	74	41	27	4	2	—	
1767	86	87	44	38	2	3	—	Accouchement gemellaire, 2 garçons vivants.
1768	92	94	36	43	8	7	—	2 acc" gemel., 1° 2 g. m., 2° 2 g. viv.
1769	83	84	30	44	7	3	—	Acc' gemel., 2 f. viv.
1770	67	68	35	25	7	1	—	Acc' gemel., 2 f. viv.
1771	89	91	35	41	9	6	—	2 Acc" gemel. : 1° 2 f. v., 2° 2 g. m.
1772	87	88	42	37	5	4	—	Acc' gemel., 2 g. viv.
1773	69	70	37	32	1	—	—	Accouchement gemellaire, 2 filles vivantes.
1774	110	112	59	49	3	1	—	2 accouch". gemel., 2 f. viv. — 1 g. 1 f. viv.
1775	113	114	56	55	3	—	1	Acc' gemel., 1 g. et 1 f. v., déc. mat. 3e jour de couch.
1776	103	104	55	47	2	—	—	Accouchement gemellaire, 1 garçon et 1 fille vivants.
1777	77	78	32	44	—	2	—	Accouchement gemellaire, 1 garçon et 1 fille vivants.
1778	95	95	44	51	—	—	—	
1779	93	94	49	39	2	4	-	Accouchement gemellaire, 2 garçons vivants.
1780	94	95	49	43	2	1	—	Acc' gem., 1 g. 1 f. v., parmi les g.v. 1 hermaphrodite.
1781	70	71	31	35	4	1	1	Déc. mat. m. sans av. fait enf., der. fig. puisque s. enf. n'est p. compté.
1782	91	92	50	35	5	2	—	Acc' gemel., 2 g. viv. [Acc' gemel. 2 f. viv.
1783	106	106	49	48	6	3	—	Il faudrait ajout. une fem. guérie (Embryotomie sexe enf. n. reconnu)
1784	114	115	64	43	6	2	—	Accouchement gemellaire, 2 garçons vivants.
1785	92	93	46	42	3	2	—	Accouchement gémellaire, 2 filles vivantes.
1786	105	107	51	51	2	3	—	2 acc" gémel., 1° 2 f. v., 2° 2 g. v.
1787	100	105	35	59	5	6	—	5 acc" gem. : 2 fois : g. mort, f. viv.. 2 fois : 2 f. viv.. 1 fois :
1788	106	107	40	53	3	2	—	Acc" gem., 2 g. morts. [g. et f. viv.,
1789	41	42	15	24	2	1	—	Acc" gem., 1 g. 1 f. viv" (l'année ne va que jusqu'en août.)
50	3708	3750	1785	1716	148	101	10	Proportion des décès maternels, 0.26 %.
	soit 42 acc" gemellaires		3501		249			Proportion des décès enfants 6.64 %.
			3750					

On remarquera la faible mortalité des femmes en couches ou en travail, qui venaient accoucher à l'Entrepôt.

Il est vrai que cette maison, située sur la hauteur de la ville, était très salubre ; l'approvisionnement d'eau de l'Huveaune était abondante, l'aération bien comprise, si l'on en juge par la superficie et par les arbres qui ombrageaient le jardin. C'était une sorte d'oasis au milieu d'un quartier populeux. Enfin, l'âge des accouchées, la plupart venait dans cette période de la vie, qui offre le plus de résistance aux agents délétères, et la vigueur corporelle des femmes de la campague, étaient deux facteurs très propres à donner une moindre mortalité.

Celle des enfants nouveau-nés, eu égard aux chiffres d'aujourd'hui, n'était pas non plus très forte, surtout si l'on se rappelle que l'âge de la grossesse n'était pas toujours connu avec précision et que bien des enfants naissaient avant terme.

Nous avons renoncé à faire des catégories sous ce rapport, quoique c'eût été très instructif, mais l'âge de la grossesse, inscrit sur les registres, est celui donné par l'appréciation de la femme et déclaré au bureau d'entrée. Souvent nous avons pu relever des erreurs, volontaires ou involontaires, dans ces estimations par à peu près.

Sur les 3.750 enfants, provenant de 3.708 accouchements, le sexe masculin l'emporte un peu sur le féminin, mais la mortalité est aussi plus grande dans le premier que dans le deuxiéme.

Cette mortalité des nouveau-nés a présenté une augmentation à certaines années, sans que nous ayons pu savoir s'il régnait alors quelque maladie épidémique. C'est ainsi qu'elle a atteint quelquefois le $1/10^{me}$ et plus, des naissances totales, et même le $1/6^{me}$, comme en 1765 et 1768.

Mortalité plus grande des nouveau-nés pendant les années ci-dessous :

1754 — 7 décès sur 71 naissances
1758 — 8   »   77   »
1762 — 8   »   72   »

```
1764 —  6 décès sur  55 naissances.
1765 — 12    »       72         »
1768 — 15    »       94         »
1769 — 10    »       84         »
1770 —  8    »       68         »
1772 —  9    »       88         »
1787 — 11    »      100         »
```

Durant cette période de 50 ans, une seule fois l'on eut l'occasion de pratiquer l'opération césarienne *post mortem*. Ce fut le sieur Bouge, chirurgien de la maison, qui extrait d'une femme morte à terme, un fœtus pourri. Cette tentative de sauver un enfant, que l'on croyait encore vivant dans le sein maternel, eut lieu le 25 janvier 1744.

Une autre fois, en 1749, le même chirurgien, assisté du sieur Aulagnier, pratiqua probablement l'embryotomie, car il est dit qu'il tira l'enfant en pièces ; la mère succomba aussi.

Les accouchements gémellaires ont été au nombre de 42. On peut voir par le tableau ci-dessous que les grossesses de deux filles occupent le premier rang, puis celles de deux garçons, puis enfin celles où le sexe des jumeaux est différent. Ce qui est conforme à ce que l'on admet généralement.

Quant à la mortalité des mères, elle est nulle dans cette catégorie ; pour les enfants, elle est en bloc de près de 12 0,0, et pour le sexe, les filles ont semblé montrer moitié plus de résistance vitale.

Sur les 42 accouch⁰ gemell.. { 15 fois : 2 garçons, 17 fois : 2 filles, 10 fois : 1 g., 1 f.

Sur les 17 fois (2 filles). . . . { 15 fois — 2 filles vivantes. 1 fois — 1 fⁱᵉ vivante et 1 fⁱᵉ morte. 1 fois — 2 filles mortes.

Sur les 15 fois (2 garçons). . { 12 fois — 2 garçons vivants. 1 fois — 1 vivant et 1 mort. 2 fois — 2 morts.

Sur les 10 fois (1 garç., 1 fille). { 8 fois — garç. et fille vivants. 2 fois — g. mort et fille vivante.

Sur les 84 enfants (40 garçons et 44 filles) il y a 10 morts (7 garçons et 3 filles).

Mortalité des deux sexes 11.90 % presque 12 %.

Nous donnons ci-dessous un tableau des avortements et des accouchements prématurés de l'Entrepôt et de l'Hôtel-Dieu, pendant ces 50 années.

ANNÉES.	AGE de LA GROSSESSE.	GUÉRIES.	MORTES.	OBSERVATIONS
1741	4 mois.	—	1	H.-D.
1742	4 »	—	1	H.-D.
»	5 »	1	—	H.-D.
1744	7 »	—	1	H.-D.
1747	3 »	1	—	H.-D.
1748	5 »	1	—	H.-D.
1750	3 »	1	—	E.
1751	5 »	1	—	H.-D.
1755	7 »	—	1	H.-D. (de suite après).
»	8 »	1	—	H.-D.
»	9 »	—	1	H.-D. (le 8mo jour).
1757	9 »	—	1	H. D. (près du terme).
»	5 »	1	—	H.-D. garçon.
1758	9 »	1	—	H.-D. (près du terme), fille vivante.
»	8 »	1	—	H.-D. (accouchement prématuré).
1759	?	1	—	H.-D.
»	3 à 4 mois.	1	—	H.-D.
»	2 mois.	1	—	H.-D.
1760	4 »	1	—	H.-D.
1761	6 à 7 mois.	1	—	E.
1767	3 mois.	1	—	E.
»	4 »	1	—	E.
1768	4 »	1	—	E.
»	3 »	1	—	E.
1769	2 à 3 mois.	1	—	E.
»	6 mois.	1	—	E. fille.
1770	3 »	1	—	E. garçon.
»	6 »	1	—	E. fille.
1771	2 »	1	—	E.
»	4 »	1	—	E. fille.
»	5 »	1	—	E. fille.
1772	4 à 5 mois.	1	—	E.
1775	6 mois	1	—	E.
1777	6 »	1	—	E.
1778	4 »	1	—	E.
»	6 »	1	—	E.
1779	terme.	1	—	H.-D. (près du terme.)
1780	5 mois.	1	—	E.
»	?	1	—	E.
1782	6 mois.	1	—	E. garçon.
»	5 »	1	—	E. garçon.
»	6 »	1	—	E. garçon.
1783	4 »	1	—	E. garçon.
»	?	—	1	H.-D.
1784	?	1	—	H.-D. (avorte en entrant).
1787	4 mois.	1	—	E.
		39	7	6 garçons, 4 filles.
		46 Avort.		

Les filles ou femmes malades étaient envoyées à l'Hôtel-Dieu où elles accouchaient ou avortaient avant de guérir.

Les filles ou femmes avortant, sans maladie préalable, étaient gardées à l'Entrepôt.

Cette liste de 46 avortements ou accouchements prématurés doit être ajoutée aux 3708 accouchements , avec ses 39 femmes guéries et ses sept décès.

Ce qui donne comme mortalité des suites 0,42 0/0, celle-ci, il est vrai, représentant non-seulement la mortalité de la maternité proprement dite, mais encore celle des maladies pour lesquelles on envoyait à l'Hôtel-Dieu les femmes grosses.

La mortalité seule de ces derniers cas (accidents de l'avort, etc.) est de 15 0/0, on notera que les sept décès de femmes avortées ont eu lieu parmi celles qui avaient été évacuées sur l'Hôtel-Dieu, c'est-à-dire déjà malades. Pas une de celles qui ont avorté à l'Entrepôt n'a succombé.

Quoiqu'il en soit, on peut dire qu'au siècle passé, quelque imparfaites qu'aient été les lois de l'hygiène, la mortalité était peut-être plus faible qu'à notre époque, avant la pratique de l'antisepsie, bien entendu. Mais tel aura été le bienfait de la méthode nouvelle que, ce qui n'était qu'accidentel jadis, sera la règle aujourd'hui, partout où l'on trouvera des adeptes des théories antimicrobiennes.

Voici, d'après leur nationalité, le tableau de 543 femmes, entrées à l'Entrepôt pour accoucher, de 1740 à 1750 inclus (11 ans). Dans ce chiffre 543 on trouve :

12 étrangères et 531 françaises.

Sur ces dernières, 58 seulement étaient de Marseille, 59 des Bouches-du-Rhône et toutes les autres des départements voisins.

Les Basses-Alpes, le Var, les Hautes-Alpes, les Alpes-Maritimes et Vaucluse, l'Isère, sont les départements qui en ont

fourni le plus, comme on peut le voir par l'énumération
ci-dessous :

Marseille	58	Champagne	1
Bouches-du-Rhône	59	Lorraine	1
Basses-Alpes	92	Bretagne	1
Var	73	Savoie	1
Hautes-Alpes	49	Haute-Savoie	1
Alpes-Maritimes	34	Yonne	1
Vaucluse	34	Lozère	1
Isère	30	Pas-de-Calais	1
Gard	25	Nord	1
Hérault	15	Somme	1
Drôme	13	Gironde	1
Ardèche	12	Aveyron	1
Rhône	8	Tarn-et-Garonne	1
Aude	7		
Haute-Garonne	4	Italie	7
Paris	2	Belgique	1
Doubs	2	Monaco	1
Pyrénées-Orientales	2	Suisse	1
Bourgogne	2	Colonies (négresse)	1
Auvergne	2	Bourbon	1

Si l'on tient compte de la qualité des femmes qui venaient
accoucher dans l'établissement, on ne s'étonnera pas qu'un
grand nombre de sujets fussent fournis par les petites villes
dépendant des divisions épiscopales de l'époque ou des provinces voisines. Nous les avons groupés dans les départements
correspondants, pour plus de clarté.

Dans ces petites localités la faute était difficile à cacher, la
honte plus difficile encore à porter ; aussi ces filles enceintes
venaient-elles dans la grande ville, le grand centre, où elles
étaient perdues de vue et ignorées de ceux mêmes qui auraient
pu les morigéner.

Voici maintenant, d'après l'âge des accouchées, un tableau
de 50 années (1740-1789), où dans 3547 cas, on a pu le
relever :

à 14 ans.	1
a 15 ans.	9
à 16 ans.	36
à 17 ans.	83
au-dessous de 20 ans. . .	411
de 20 à 25 ans.	1372
de 25 à 30 ans.	910
de 30 à 35 ans.	506
de 35 à 40 ans.	179
à 40 ans.	29
de 40 à 45 ans.	9
à 46 ans.	1
à 48 ans.	1
	3547

On voit que la période la plus féconde chez la femme est celle de 20 à 25 et si l'on ajoute celle de 25 à 30, nous arrivons presque aux 2/3 des accouchées, ce qui est conforme aux statistiques connues.

Nous avons voulu nous rendre compte de la natalité proportionnelle de la maternité avec le total des naissances au XVIIIe siècle. A cette époque les registres se trouvaient dans les paroisses, on ne mentionnait pas les morts-nés ! Voici, trouvés dans ces livres, quelques chiffres que nous devons à l'obligeance de M. Dusand, secrétaire de la Commission sanitaire municipale :

Années	Population	Paroisses	Naissances	
1740	80.000 hab[ts]. .	St-Martin. . . 853 Accoules. . . 751 La Major. . . 441 St-Ferréol. . 331 St-Laurent. . 283		2659 naissances dont 253 enfants de l'hôpital (nés à l'entrepôt 46). — C'est-à-dire le 1/5,82 des enfants de l'hôpital.
1765	90.000 hab[ts]. .	St-Martin . . 880 Accoules. . . 825 La Major. . . 422 St-Ferréol. . . 400 St-Laurent. . 256		2783 naissances dont 319 enfants de l'hôpital (nés à l'entrepôt 72). — C'est-à-dire le 1/4,43 des enfants de l'hôpital.
1788	105 000 hab[ts]. .	St-Martin . . 909 Accoules. . . 1006 St-Ferréol. . 680 La Major. . . 562 St-Laurent. . 221		3378 naissances dont 425 enfants de l'hôpital (nés à l'entrepôt 107). — C'est-à-dire le 1/4 des enfants de l'hôpital.

On voit que le chiffre des naissances à l'Entrepôt croît avec

la population, c'est-à-dire avec le nombre des enfants abandonnés, assistés par l'hôpital. C'est ainsi que le rapport qui
était de 1/5,82 en 1740, a été de 1/4,43 en 1765, et de 1/4 en
1788. Il est par rapport à la population de : 1,72 0/0, de 2,58 0/0
et de 3,16 des naissances totales.

En 1791, la proportion des naissances d'enfants à l'Entrepôt
retombe à 2 0/0 de la totalité et de 10 0/0 des enfants naturels.

CHAPITRE III

De 1789 à 1826.

Pendant la Révolution les registres ont dû être égarés, car
nous n'avons pu reconstituer cette époque, si ce n'est, et très
imparfaitement encore, à partir de l'an VII, moment où toutes
les Œuvres de bienfaisance, toutes les maisons de malades
furent réunies en trois établissements :

1° L'Hôtel-Dieu ou Hospice de l'humanité ;

On y recevait les malades civils et militaires, blessés ou
fiévreux, les enfants trouvés, au lait ou sevrés, les filles
enceintes.

2° La Charité ou Hospice de la vieillesse et de l'adolescence ;

Pour les vieillards des deux sexes, les incurables, les
enfants assistés.

3° L'Hospice Saint-Lazare ou des Insensés.

Dès lors, l'Entrepôt n'existe plus que de noms, il est tour
à tour confondu dans les services de l'Hôtel-Dieu ou distinct ;
mais en 1813, il forme définitivement une section tout-à-fait
séparée. A cette dernière date le service était installé sous les
combles, notre maître Villeneuve père se rappelle encore l'y
avoir vu, pendant qu'il était étudiant. Nous même, nous
avons vu plus tard, installé là, le service des filles vénériennes.

A partir de l'an VII, en consultant la rubrique des enfants
de la patrie, c'est ainsi qu'on appelait alors les enfants trouvés
ou exposés, en y ajoutant les enfants légitimes, mentionnés

dans le registre A (spécial à ces derniers), nous avons pu établir une statistique encore assez rigoureuse, quoique incomplète. Elle prouve surabondamment que la confusion des services des femmes en couches et des fiévreuses ou blessées, que l'installation d'un service d'accouchements, dans un hôpital populeux, est très préjudiciable aux nouveau-nés, sans parler de la mortalité des mères qui est aussi considérablement augmentée. Cette dernière question ne doit être traitée que très rigoureusement et sur des documents précis.

Nous y consacrerons plus loin un important chapitre ; quant à la mortalité infantile qui, à juste titre, a si souvent préoccupé les philanthropes, les médecins et les législateurs, nous ne pouvons la traiter ici qu'accessoirement, mais nous ne résistons pas au désir de citer quelques chiffres, aussi éloquents que malheureux, quoique peut-être peu connus. Par leur rapprochement avec ceux de l'époque actuelle, nous croyons qu'ils ne manqueront pas d'intérêt et pourront nous montrer quels progrès on a fait, dans la voie de l'amélioration du sort de l'homme, alors qu'il est encore à cette période de la vie, de beaucoup la plus meurtrière.

Registre des enfants de la Patrie

An 7. . . .	50 naiss.ces	14 g. viv.ts	+	2 m.-n.	+	30 filles viv.tes	+	4 m.-n.
» 8. . . .	67	»	31	»	3	»	31	»	2	»
» 9. . . .	39	»	17	»	2	»	17	»	3	»
» 10. . . .	50	»	28	»	2	»	19	»	1	»
» 11. . . .	44	»	15	»	2	»	26	»	1	»
» 12. . . .	53	»	24	»	1	»	26	»	2	»
» 13. . . .	59	»	27	»	5	»	25	»	2	»
1806 (15 mois)	65	»	31	»	3	»	30	»	1	»
1807	60	»	27	»	1	»	29	»	3	»
1808. . . .	44	»	20	»	4	»	17	»	3	»
1809	40	»	18	»	1	»	17	»	4	»
1810. . . .	47	»	18	»	3	»	22	»	4	»
1811. . . .	52	»	24	»	2	»	21	»	5	»
1812. . . .	75	»	32	»	1	»	36	»	6	»
1813. . . .	62	»	30	»	5	»	26	»	1	»
1814. . . .	51	»	19	»	7	»	19	»	6	»
16 années	858		375		44		391		48

419   439

858

Nous comptons, comme morts-nés, les enfants qui n'ont pas vécu 3 jours.

Sur ces 858 naissances, 766 enfants vivants et 92 morts-nés, soit 10,72 0/0 de mortalité.

REGISTRE A (enfants légitimes).

Du 19 thermidor An IV au 21 Brumaire An IX

1° Service spécial, dit encore Entrepôt, mais dans le local de l'Hôtel-Dieu :

102 naissances : 50 g. vivants + 2 m.-n. + 42 filles vivantes + 8 m.-n.
soit 92 enfants vivants et 10 morts-nés, 10,87 %

2° Nés dans diverses salles affectées aux malades :

21 naissances : 6 garç. vivants + 5 m.-n. + 5 filles vivantes + 5 m.-n.
soit 11 enfants vivants et 10 morts, presque la moitié, 47,61 0/0.

Il faut tenir compte ici de la maladie des mères.

Total des deux registres

$$\left.\begin{matrix} 858 \\ 123 \end{matrix}\right\} 981 \text{ naissances} \left\{\begin{matrix} 431 \text{ garç. viv}^{\text{ts}} + 51 \text{ m.-n.} \\ 438 \text{ filles viv}^{\text{tes}} + 61 \text{ m.-n.} \end{matrix}\right.$$

$$\underbrace{\quad 869 \qquad\qquad 112 \quad}_{981} \quad \text{soit } 11{,}41 \text{ %} \text{ de mortalité.}$$

Il y a lieu de remarquer dans les deux tableaux ci-dessus que le chiffre 10,72, représentant la quotité pour cent de la mortalité des enfants naturels, est inférieur à celui de 10,82, l'équivalent pour les enfants légitimes.

Je ne parle pas de ce chiffre 47,61 0/0 qui concerne aussi les enfants légitimes et qui ne doit pas entrer en ligne de compte, à cause des conditions de maladie des mères qui accouchaient dans les salles des fiévreuses ou des blessées ; toujours est il que le chiffre moyen de 11,41 0/0 est encore fort élevé, comme représentant la mortinatalité des enfants nés à l'hôpital.

Mais cette mortalité infantile est surtout considérable si l'on ajoute au nombre des morts-nés celui des décès de la première année de l'existence.

Même chez les enfants légitimes, les premières années sont très meurtrières. Ainsi, par exemple, en consultant le registre

A, précédemment cité, nous trouvons, du 19 thermidor an
IV au 19 thermidor an VIII, 108 enfants inscrits, sur lesquels
il en est mort 65, c'est-à-dire qu'après 4 ans, il n'en restait
plus que 43, et nous ne parlons que de ceux décédés à
l'hôpital.

La première année il en est mort 4 sur 11, et la deuxième
9 sur 12, c'est-à-dire que sur 23, il n'en est resté que 10
vivants. Mortalité 56,5 0/0.

Dans la statistique du Préfet de Villeneuve, nous trouvons
des chiffres plus malheureux encore :

Naissances et mortalité de la première année

1791 sur 4518 naissances, il est mort la première année 800, 17,70 0/0
1801 » 3906 » » » 878, 24,47 0/0
1811 » 3100 » » » 449, 14,48 0/0
1821 » 4108 » » » 594, 14,45 0/0

Ces décès de la première année ne comportent pas les
morts-nés dont la proportion est la suivante, pour les années :

1801 228 morts-nés 145 garç. + 83 filles 5,83 0/0 des naiss⁻⁻
1811 188 » 95 » + 93 » 6 0/0 »
1821 262 » 141 » + 121 » 6,37 0/6 »

Ces chiffres, qui sont assez élevés, sont dépassés pourtant et
de beaucoup quand, au lieu de considérer la généralité des
naissances et de la mortalité infantile de la ville entière, on
restreint son examen aux enfants exposés dans les hôpitaux :
ainsi, par exemple, d'après la statistique du Préfet de Villeneuve, que nous avons si souvent citée :

En 1812, il a été exposé 814 enfants sur lesquels il en est
mort, durant l'année, tant à l'hôpital qu'à la campagne, 242,
près du tiers, et si l'on ajoute quelques mois, on arrive à la
fin de 1813, à 327 décès. Cette proportion n'est pas une exception, prenons au hasard : 1820, par exemple. Il a été exposé
765 enfants : morts la même année 383, la 1/2 et en ajoutant
l'année suivante, nous arrivons à 471.

Emu de cet état de chose, le sieur Collot, qui était en 1819,
receveur du département des Bouches-du-Rhône et plus tard

devint directeur de la Monnaie à Paris, fit une donation, à l'Hôtel-Dieu, d'une rente de 500 francs, destinée à être employée en primes d'encouragement pour les nourrices sédentaires de l'hôpital : 1° à celles à qui il était mort un moindre nombre d'enfants ; 2° à celles qui avaient le mieux soigné les enfants confiés à leurs soins ; 3° à celles dont la bonne conduite dans le dépôt aurait le plus contribué à la conservation des enfants. Prévoyant le cas où les nourrices n'absorberaient pas la totalité des 500 francs, il voulait que le surplus en soit appliqué à doter des filles ou à donner un état à des garçons, choisis les uns et les autres parmi ceux des enfants trouvés ou abandonnés que leur conduite rendrait digne de cette faveur.

Généreuse pensée qui devait trouver plus tard des imitateurs, car l'exemple du bien est peut-être aussi contagieux que celui du mal, malheureusement le premier est plus rare.

Voici maintenant un relevé comparatif des morts-nés de la Ville et de l'Entrepôt (H.-D.)

Années	VILLE		HOPITAL	
	Naissances	Morts-Nés	Naissances	Morts-Nés
1806	3506	183	65	4
1807	3457	175	60	4
1808	3122	177	44	7
1809	3161	184	40	5
1810	3153	164	47	7
1811	3100	164	52	7
1812	2878	165	75	7
1813	2884	160	62	6
1814	3286	192	51	13
	28551	1564	496	60

Décès (**m.**-nés). 5,47 0/0   Décès (m.-n. 12 0/0

Il y a là évidemment des conditions de milieu qui expliquent cette différence, mais peut-être sont-elles encore moins efficaces que celles de l'existence de la femme qui l'obligent à venir faire ses couches à l'hôpital.

La misère et les privations, l'hygiène et le genre de vie, qui ont une action sur l'organisme maternel, ont aussi leur contre-coup sur l'être qu'il renferme, en communication si intime avec lui.

Dans son importante étude sur le mouvement de la population à Marseille, durant ces 20 dernières années, notre excellent ami, le D' Mireur, a constaté que l'on comptait 6, 95 0/0 de morts-nés sur 100 naissances. Il résulte donc qu'il y a eu augmentation de la mortinatalité, et qu'en 50 ans le taux s'est élevé de 15 0/00 environ.

Cette mortinatalité contemporaine serait, toujours d'après le D' Mireur, plus forte à Marseille que dans la France entière, où elle est de 4, 60 0/0 et surtout que celle des autres nations dont le taux ne dépasse pas 3, 5 0/0.

Le chiffre de 6, 95 0/0 encore est dépassé de beaucoup si l'on ne considère que la mortinatalité des enfants illégitimes; nous pourrions ajouter aussi des enfants nés à l'hôpital, comme nous l'avons relevé plus haut.

Disons enfin que la natalité générale, par rapport à la population, était à cette époque-là, à Marseille, de 4 0/0 environ. C'est du moins ce qu'expriment les chiffres suivants :

1791.	117,468 habitants	4518 naissances.
1801.	101.556 »	3906 »
1811.	96.271 »	3100 »
1821.	109.483 »	4108 »

Depuis, cette proportion a constamment diminué, et c'est ce qui a inspiré au docteur Mireur le travail remarquable que nous avons cité précédemment.

Accouchements gemellaires.

Une question toujours intéressante, au point de vue obstétrical, est celle des accouchements gemellaires.

Il y en a eu de l'an VII à l'année 1814 incluse :

25 de deux jumeaux
2 de trois jumeanx

De ces deux derniers, l'un a eu lieu à l'Entrepôt Hôtel-Dieu et a donné 3 filles vivantes; l'autre hors de la maison et a fourni 3 garçons vivants.

Quant aux 25 autres, 15 ont eu lieu à l'Entrepôt, les autres en ville. Ils ont donné 50 enfants : 42 vivants et 8 morts-nés.

savoir : 12 garçons : 11 vivants + 1 mort
38 filles : 31   »   + 7 «

Le sexe a été le même 17 fois, et 8 fois il a été différent.

15 fois. 2 filles
2   »   . . . . 2 garçons
8   »   . . . . garçons et filles.

Sur 6886 naissances, correspondant à ce laps de temps, cela fait près de 4 pour mille de grossesses multiples, ce qui est peu. Il est probable que l'équilibre a été établi par les naissances gemellaires de la ville, chez les enfants non exposés. A ne considérer que les grossesses trigemellaires, cela fait : 1 sur 3443.

Telles sont les données sur lesquelles nous avons pu baser cette partie de notre travail.

Pour arriver à 1827, début de la statistique, établie avec la plus grande rigueur par notre vénéré maître, nous avons consulté : de 1815 à 1823, la statistique officielle du département, donnée par le Préfet de Villeneuve ; en 1823 (1) et 1824 (2) les comptes moraux de l'H.-D. ; enfin pour 1825 et 1826 (3), ces mêmes comptes moraux, réunis en documents statistiques pour tous les hôpitaux.

1815.	91	accouchées	
1816.	74	»	
1817.	92	»	dont 1 morte
1818.	90	»	
1819.	71	»	
1820.	69	»	
1821.	80	»	
1822.	61	»	
1823.	75	»	
1824.	50	»	
1825.	72	»	dont 5 »
1826.	53	»	dont 2 »
12 années	908		8 décès

(1) Compte Moral 1823. — Imprimerie de Mlle Adèle Brebion, imprimeur des hospices. — Sur le Cours n° 4.
(2) Compte Moral 1824. — Imprimerie de Mlle Adèle Brebion, imprimeur des hospices. — Sur le Cours n° 4.
(3) Documents statistiques sur les hôpitaux et hospices civils et militaires de Marseille. 1825 — 1834. — Imprimerie Senez 1836.

Sur 908 femmes enceintes, accouchées à l'Hôtel-Dieu, service de l'Entrepôt distinct et plus tard à Saint-Joseph, il n'y a eu que 8 décès. Cependant, d'après le rapport de Cauvière, chirurgien en chef, professeur, et Ducros, professeur-adjoint, sur les 4 derniers mois de l'année 1824, époque du transfert dans un local particulier, il n'y aurait eu que des accouchements naturels, mais un grand nombre de fièvres puerpérales. Les 2/3 des femmes en auraient été atteintes et deux auraient succombé. Elles ne figurent pas sur le relevé ci-dessus, emprunté au mouvement de la population de la Maternité, publié dans la statistique officielle du Préfet de Villeneuve.

Ces deux derniers décès porteraient à 10 le nombre des femmes mortes en couches, soit un peu plus de 1 0/0.

Voici d'ailleurs, à titre de documents, deux extraits des rapports : 1° de Moulaud, chirurgien en chef de l'Hôtel-Dieu, pour les 8 premiers mois de l'année 1824, et 2° des deux autres chirurgiens, pour les 4 mois où le service a été transféré dans le local de la Madeleine.

« .... Depuis le 1ᵉʳ janvier jusqu'au 1ᵉʳ septembre 1824, la
« Maternité ne nous a rien présenté qui soit digne d'être
« rapporté. Les accouchements ont été généralement heu-
« reux ; presque tous se sont faits par la première position
« du sommet de la tête, rarement la seconde l'a-t-elle rem-
« placée, et dans aucun nous n'avons été obligé d'appliquer
« le forceps. »

Signé : Moulaud.

« .... Les femmes enceintes ne nous ont rien offert de
« remarquable jusqu'au terme de la grossesse, et bien que les
« accouchements qui ont été faits dans ce laps de temps aient
« été en général très heureux, puisqu'une seule femme a
« réclamé l'application du forceps, nous avons eu cependant
« à traiter un grand nombre de *fièvres puerpérales graves.*
« Cette maladie, ordinairement si dangereuse, a atteint plus
« des 2/3 des femmes en couches de la Maternité pendant les
« mois d'octobre, novembre et décembre, et a fait parmi elles

« deux victimes. Nous avons cru reconnaître que la cause
« principale de cette affection, si fréquente, tenait moins aux
« dispositions des sujets qui en étaient atteints qu'à l'in-
« fluence de la température froide et humide qui a constam-
« ment régné pendant l'automne dernier.

« Le traitement antiphlogistique, combiné avec la méthode
« évacuante, a été couronné de succès chez le plus grand
« nombre des femmes atteintes de péritonites puerpérales, et
« nous devons faire remarquer que les deux sujets chez les-
« quels cette maladie a été mortelle, ont présenté des symp-
« tômes insolites en pareil cas, puisque l'une de ces femmes
« a péri en 48 heures et que la seconde a succombé le troi-
« sième jour; la première était en outre atteinte depuis long-
« temps d'aliénation mentale et s'était refusée à l'emploi de
« tout remède. »

Signés : CAUVIÈRE. — DUCROS.

Marseillle, 27 janvier 1825.

Quant à l'année 1825, qui a présenté 5 décès, c'est une
année où la fièvre intermittente et la rougeole ont fait un
grand nombre de victimes.

Il est à remarquer que ces fièvres puerpérales ont eu lieu
dans un local neuf, de même que les décès de 1825! Mais on
n'était pas encore contagionniste alors ; on ne se doutait pas
qu'une main, un instrument, un habit sales, pussent être
des agents de transmission des germes, bien plus efficaces
que l'air, incessamment renouvelé d'ailleurs, des salles de
cet hospice. On ne se préoccupait que des miasmes, des
constitutions médicales, et les mêmes mains qui venaient de
disséquer un cadavre, à peine lavées, pratiquaient un accouchement, s'introduisaient dans l'utérus d'une femme accouchée, avec une inconscience du danger dont le souvenir fait
frémir aujourd'hui. On se demande, quand on y pense, combien plus de malheureuses ne succombaient pas ?

Contre ces mauvaises chances dont on ne se rendait pas
compte, on n'avait, du reste, il faut bien le dire, que très peu
de résistance du côté de l'organisme auquel on n'offrait pas

un régime réparateur. En effet, la journée de la femme enceinte ne revenait qu'à 75 centimes, alors que pour les vénériennes, les moins intéressantes de nos malades des hôpitaux, elle était de 86 centimes. En 1824, on la réduisit même pour la Maternité à 72.

Voici quel était le régime :

Chaque jour 600 gr. de pain, 5 décilitres de vin, pour les deux repas : dîner et souper.

Le dîner se composait en outre : de 150 gr. de viande et 60 gr. de riz ou pâte pour la soupe.

Le souper de 150 gr. de viande en entrée ou rôtie.

Les jours maigres (vendredi et samedi), pas de viande ; une soupe maigre avec 100 gr. de riz ou de pâte et 150 gr. de poisson frais ou morue pour le dîner, et le soir pour le souper, 100 gr. de légumes, herbage ou autre mets maigre.

Cette alimentation nous paraît peu réconfortante. Nous devons dire cependant que bientôt on donna le pain à discrétion. Nous comparerons plus tard ce régime à celui d'aujourd'hui.

Avant d'aborder l'étude des 50 années de la pratique de notre maître le Dr Villeneuve père, il est bon de retracer les vicissitudes du service la Maternité. Nous avons dit que depuis 1796, elle était comprise dans les services de l'Hôtel-Dieu, où jusqu'en 1813 les femmes accouchaient dans les salles communes. A partir de 1813, on en fit un service distinct, sous les combles de l'hôpital, et en 1824 enfin elle fut transportée dans le local de la Madeleine, voisin du Refuge et de l'hôpital Saint-Joseph que nous connaissons déjà.

La translation eut lieu le 1er septembre 1824, et dès le mois de janvier 1825, on lui annexait le local de Saint-Joseph, qui servait alors à un service de vénériennes qu'on transporta à l'Hôtel-Dieu. C'est pour cette installation de la Maternité que le Conseil général vota une somme de 24,000 fr., afin d'approprier les locaux à leur nouvelle destination, en y comprenent aussi l'Ecole d'accouchements. Celle-ci commença à fonctionner en 1826, et le Conseil général vota encore des fonds pour assurer aux filles pauvres du département qui voudraient venir apprendre les accouchements à la Maternité de Marseille, des bourses pourvoyant à leurs frais de séjour et à leur entretien.

L'hospice de la Maternité, ainsi appelé depuis, comprenait alors 4 services :

1° Les femmes enceintes ;

2° Les nourrices internes et leurs nourrissons ;

3° Les enfants sevrés ;

4° Enfin les élèves sages-femmes.

Le local avait été disposé de manière que les 4 classes dont se composait la population fussent séparées, sans empêcher la communication des employés pour la commodité du service.

Le service médical se composait :

D'un chirurgien en chef ;

D'un adjoint ;

De 2 élèves internes de l'Hôtel-Dieu ;

D'une maîtresse sage-femme en chef ;

D'une maîtresse sage-femme en second.

Les religieuses hospitalières avaient la direction du service interne, et leurs ordres étaient exécutés par des femmes qui, sous le titre de mères, soignaient les femmes et les enfants.

Le docteur Cauvière, chirurgien de l'Hôtel-Dieu et un peu plus tard professeur à l'Ecole de Médecine, cet esprit brillant dont tout Marseille répétait les bons mots, fut nommé chirurgien en chef. Le docteur Ducros, praticien éminent, fut chirurgien adjoint.

En 1831, le docteur Cauvière passa chirurgien consultant et le docteur Villeneuve fut nommé chirurgien en chef. Il a gardé ce titre et cette place jusqu'en 1874, c'est-à-dire 43 ans.

En 1829, les enfants formant la section d'allaitement passèrent à la Charité, et le 1er janvier 1832, l'hospice de la Maternité et l'Ecole d'accouchements changèrent encore de local.

Il quittèrent, dit le document de l'époque, les anciens locaux dont le voisinage et les abords étaient tumultueux, pour aller occuper la maison du Sauveur, fondée en 1772 par le médecin Aubert, dans un but charitable. D'après les intentions du fondateur, on devait soigner dans cet établissement les malades affligés du scorbut, des écrouelles, du cancer et du mal vénérien, qui, alors, n'étaient pas admis dans les hôpitaux. Les formalités d'installation durèrent 2 ans et cet hospice fut ouvert le 30 mars 1774. Confié d'abord à des sœurs de charité, sa direction fut donnée ensuite à 4 administrateurs, chargés de pourvoir en toute liberté au service intérieur.

Après la révolution de 1790, lors de la réduction du nombre des hôpitaux à Marseille, les malades du Sauveur furent réunis à ceux de l'Hôtel-Dieu, et le bâtiment devint une maison particulière faisant partie des propriétés des hospices. Il était loué à un pensionnat, depuis 25 ans, quand on décida d'y transporter les services de la Maternité.

Des réparations considérables aménagèrent d'une façon très convenable ce local, pour cette dernière destination, et sa situation sur les allées de Meilhan, dans le plus agréable quartier de la ville, entouré d'ombrage, jouissant de la plus douce tranquillité, en fit un asile ne présentant nullement l'aspect d'un lieu de souffrance.

La place était suffisante et la division intérieure répondait à toutes les exigences du service. Il renfermait, entre autres locaux : 4 grandes salles et 10 chambres, pouvant contenir ensemble 71 lits, et cette disposition permettait d'y recevoir 18 femmes enceintes, d'y traiter 23 accouchées et d'y loger 18 élèves sages-femmes.

Ce total représente le nombre de lits disponibles, non compris ceux affectés aux employés. Les chambres particulières étaient reservées aux personnes qui payaient 3 francs par jour.

Les prévisions du budget portaient pour l'année 1834, deux ans après le transfert, le nombre des femmes enceintes et accouchées à 35, celui des enfants au lait à 6, des nourrices sédentaires à 1, celui des élèves à 18 et le personnel destiné à instruire les unes, traiter et servir les autres à 17 — soit 77 personnes.

C'est donc dans ce bâtiment, aujourd'hui occupé par la Faculté des sciences, que le 1er janvier 1831 s'installèrent la Maternité et l'Ecole d'accouchements.

Le service médical et l'enseignement obstétrical étaient dirigés par le docteur Villeneuve père, chirurgien en chef. Mlle Rouget, élève de Mme Lachapelle, était maîtresse sage-femme, et Mlle Jolly, maîtresse sage-femme adjointe. Bientôt cette dernière, qui avait été nommée en 1828, échangea son nom pour celui de Villeneuve, car elle épousa le chirurgien de la Maternité, où elle devint elle-même maîtresse sage-femme en chef. Plus tard, elle devait donner le jour à notre collègue aux hôpitaux, le docteur Villeneuve fils.

Malgré le bien-être que trouvèrent, dans cette installation des allées, les malheureuses qui allèrent réclamer les secours de notre art, malgré les avantages de toute sorte qu'on avait fait valoir pour utiliser cette propriété des hôpitaux, la Maternité ne devait pas y demeurer longtemps et, par mesure d'économie, elle dut 5 ans après changer encore d'emplacement. Peut-être d'ailleurs s'était-on fait illusion sur les conditions de salubrité et d'hygiène du milieu luxueux où elle était établie ? Toujours est-il que le 1er janvier 1837, on transportait ces importants services dans le local de l'ancien couvent des Grandes-Maries, attenant à l'hospice de la Charité.

L'économie qui devait résulter de ce changement était de 3,426 fr. et le devis des réparations à faire au vieux couvent de 7,537 fr. 21 c., auxquels on ajoutait, quelques semaines après, 393 fr. 85 c. pour supplément d'installation.

Nous nous rappelons cet ancien état de choses ; l'exiguité du local, son aménagement primitif et peu en rapport avec les lois les plus élémentaires de l'hygiène, voire même qu'on ne connût pas encore les grands principes que l'on met en vigueur aujourd'hui ; les conditions désavantageuses des accouchées et des élèves frappaient tous les visiteurs, l'administration d'alors, seule, semblait ne pas vouloir se rendre à l'évidence. Si l'on n'avait pas lésiné, si l'on avait construit une nouvelle bâtisse, au milieu d'un terrain d'une superficie de 6,310 mètres carrés, au lieu d'utiliser des ruines qui n'avaient même pas ce côté artistique que l'on retrouve quelquefois dans d'anciennes retraites religieuses, car c'était de véritables masures ; si l'on avait dégagé les abords du bâtiment, on aurait pu créer une Maternité importante dans d'excellentes conditions. Mais qu'on en juge : un rectangle de 29 m. de long et 14 m. de large, ce qui laissait à l'intérieur 27 m. sur 12, les murailles anciennes ayant 1 m. d'épaisseur, devait suffire à toutes les commodités du service (femmes enceintes, accouchées, femmes en travail, élèves, maîtresses sages-femmes, — religieuses et servantes). Il y avait, il est vrai, deux étages — pas de rez-de-chaussée — un premier suspendu sur un véritable dépotoir où venaient s'accumuler dans une mare de matières fécales, toutes les immondices des deux établissements (Charité et Maternité) ; un second étage, véritable mansarde, où couchaient les élèves et quelques nourrices, ainsi que les servantes, tel était ce local dont voici la disposition. — Relié, par une passerelle couverte, à l'hospice des vieillards et des enfants, ne comprenant pas moins de 1,200 lits, il s'ouvrait par une porte d'un seul vantail assez étroit, sur un long corridor de 27 m. A droite, près d'un escalier qu'il fallait descendre, dès qu'on avait franchi le seuil de la porte, se trouvaient deux pièces, prenant jour sur la rue Trigance, par des fenêtres grillées et petites : le parloir des femmes enceintes et le parloir des élèves. Un peu plus loin, la chapelle, puis les lieux ; ce dernier endroit mérite une mention spéciale : ils étaient à claire-voie, sur un puisard pratiqué dans la cour, quelques mètres plus bas et installés d'une façon par trop primitive : une simple barre de bois au-dessus du vide. Puis, toujours à droite, un escalier descendant à la salle de bains et à celle de *dissection*; après l'escalier, la salle d'accouchements ; près de la salle d'accouchements, une salle d'accouchées de 6 lits, puis la chambre de la maîtresse sage-femme, enfin, la cuisine. A gauche, en partant de la porte d'entrée: d'abord un magasin de vêtements, linge, etc..., puis une salle d'accouchées de 6 lits, le réfectoire et la salle d'étude des élèves ; enfin une salle d'accouchées encore de 6 lits, ce qui faisait 18 lits en tout. Au fond du couloir, une grande fenêtre, donnant du jour, aurait permis d'aérer l'établissement, si on avait pu l'ouvrir.

Les femmes qui entraient à la Maternité, comme toutes

les personnes du service, étaient obligées de passer d'abord
par la Charité et de traverser cet hospice dans toute sa
longueur. Il en était de même de celles qui arrivaient en
voiture, à la porte de la Charité. Elles étaient prises là sur un
brancard et portées dans le service des accouchées.

C'est pourtant dans une semblable installation que se sont
faits, pendant 27 ans, les accouchements de la Maternité et les
opérations obstétricales les plus graves ; j'y ai vu pratiquer
deux fois l'opération césarienne, sans succès il est vrai.

Quand il fut décidé de retourner dans les vieux quartiers
et de transférer le service à la Charité, après avoir évacué le
local des allées, Madame Villeneuve donna sa démission. Elle
écrivit à l'Administration que ce changement l'éloignait trop
du centre de la ville et qu'elle ne pourrait continuer ses fonctions de maîtresse sage-femme, sans s'exposer à perdre sa
clientèle. Dès lors, elle s'y consacra exclusivement et continua
à exercer son art, dans ce même quartier des allées, de con-
cert avec son mari.

La Commission administrative eut alors une heureuse pensée dont il faut la féliciter ! Elle nomma provisoirement
Madame Anglesy pour faire fonction de maîtresse sage-
femme et institua le concours.

Celui-ci devait s'ouvrir le 17 avril 1837, il avait été annoncé
par voie d'affiche ; mais le jour désigné, le jury assemblé,
l'administration, ne trouvant que 3 élèves inscrites, décida de
le renvoyer au 5 juin de la même année, en ne maintenant
pas la limite d'âge qu'elle avait exigée d'abord des concurrentes. Cette décision fut prise afin d'avoir un plus grand
nombre de sujets, offrant toute la garantie désirable, pour
faire un choix tel que se l'était proposé la Commission en
créant le concours.

Il eut lieu en effet, le 5 juin 1837 ; voici la composition du
jury :

MM. Lautard, Cauvière, Dugas, Serrier, Martin, Ducros,
Robert oncle et Robert neveu, tous professeurs à l'Ecole de
Médecine. Ces messieurs eurent à choisir parmi 7 candidats
qui eurent à subir les épreuves suivantes, la question étant
la même pour chacune :

1° Question orale : Décrire la tête du fœtus à terme, les rapports avec les diamètres du bassin ;

2° Question écrite — (4 heures) : — Conduite de l'accoucheuse dans le cas d'hémorrhagie utérine provenant de l'insertion du placenta au pourtour de l'orifice de la matrice ;

3° Question pratique : 1° Indiquer les cas qui réclament l'application du forceps ; 2° appliquer le forceps dans une 1re position du sommet, la rotation n'étant pas encore faite ; 3° pratiquer la version, sur le mannequin, dans une première position de l'épaule droite.

Le jury, après s'être déclaré très satisfait des épreuves en général et avoir félicité toutes les concurrentes, proposa, à l'unanimité, Madame Anglesy au choix de l'administration.

Depuis lors, cette tradition du concours s'est conservée et a toujours fourni des sujets distingués. Le dernier eut lieu en 1869 et nous a donné Mlle Audibert, maîtresse sage-femme, encore en fonction aujourd'hui, qui allie à une grande expérience pratique et une instruction spéciale solide, un devouement à toute épreuve.

Le local où devaient aller désormais accoucher les femmes ou filles enceintes ne comportait guère de divisions dans les catégories de malades ; cependant nous voyons que, dans l'intention d'y attirer des pensionnaires, M. Luce (1), en 1837, proposa de réduire à 2 francs le prix de la journée de cette catégorie payante.

Jusqu'en 1864, l'art obstétrical n'eut pas d'autre édifice. C'est en 1861 que l'Administration hospitalière délibéra de restaurer la Charité et de terminer l'hôpital de la Conception, où l'on transporterait le service de la Maternité et des nourrices, ainsi que l'école d'accouchements. Elle vota un crédit de 460,000 francs à cet effet, et, en 1864, le transfert eut lieu, dans un des derniers pavillons de la Conception complète-

(1) A l'occasion de ce nom, nous sommes heureux de rendre un public hommage à l'un des administrateurs les plus éclairés et les plus dévoués de nos hôpitaux. M. Luce était le chef de cette famille, si honorablement connue à Marseille, qui suit encore les honnêtes et charitables traditions de son aïeul.

ment achevé. C'est encore là qu'est aujourd'hui ce service important qui se compose de :

1° Une partie du rez-de-chaussée du pavillon n° 3, pour les femmes enceintes, soit 14 lits ;

2° Le rez-de-chaussée du pavillon n° 4, pour le dortoir des élèves accoucheuses et une annexe pour tout le service de l'enseignement, ainsi que le réfectoire et le parloir des élèves. Il y a dans cette aile du rez-de-chaussée, perpendiculaire à la façade du pavillon, un grand amphithéâtre des cours, un petit salon qui sert de musée anatomique et la chambre de la maîtresse sage-femme ;

3° Sur ce rez-de-chaussée du pavillon n° 4, un premier étage comprend : deux salles d'accouchées, une de 10 lits et une de 8, avec autant de berceaux. Ces deux salles ont $7^m\,64^{cm}$ de large et 5 de hauteur. La première est longue de $17^m\,60^{cm}$, et l'autre de $12^m\,60^{cm}$.

Deux salles de travail, séparées par un petit cabinet pour les instruments, les balances, etc., communiquent avec une annexe, correspondant à celle du rez-de-chaussée, par un corridor et deux balcons extérieurs.

Il existe des cellules au nombre de cinq, qui s'ouvrent toutes sur ces balcons et c'est par là que se fait le service, ce qui permet l'isolement immédiat et complet des parturientes malades.

Un large escalier, 5^m sur 10, relie les deux étages, s'ouvrant comme tous les pavillons, d'ailleurs, par de très grandes portes sur les galeries.

Notre installation est excellente en soi, et nous n'avons qu'un seul reproche à lui faire : c'est qu'elle n'est pas assez isolée des autres services. Sans doute, il serait désirable que le pavillon de la maternité fût tout-à-fait séparé de l'hôpital ; les données actuelles de la science et de l'hygiène nosocomiale exigeraient même qu'on construisit un nouvel établissement indépendant ; mais tel qu'il est, celui-ci laisserait peu à désirer, si le service des nourrices n'était pas au-dessus des salles d'accouchées, si elles ne passaient pas incessamment par le même escalier que les personnes de la maternité, si enfin, ce qui est plus grave, le premier étage du pavillon où sont les femmes enceintes qui attendent n'était pas occupé par des fiévreuses (1).

Nous reviendrons plus tard sur d'autres desiderata, quand nous aurons étudié la statistique générale de 1827 à 1876 et celle particulière à chaque local, au point de vue de la mortalité des mères et des nouveau-nés.

---

(1) Autrefois, il y avait même des varioleuses.

CHAPITRE IV

TABLEAU RÉCAPITULATIF des accouchements faits à la Maternité de Marseille de 1827 à 1867

ACCOUCH.ts	PARTURITIONS	VERTEX			PELVIS			TRONC			FACE			TOTAL des enfants		VIVANTS		MORTS		ACCOUCH.ts prématurés	AVORTEM.ts	DÉCÈS maternels
		1res	2des	A tres	1res	2des	A tres	1res	2des	A tres	1res	2des	A tres	G	F	G	F	G	F			
7450	7535	4968	1837	189	194	108	33	63	62	2	25	29	2	3875	3652	3069	3025	806	627	700	150	420
		6994			335			127			56			7527 plus 8 inconnus		6094		1433				

$$
\text{Accouchements multiples}
\begin{cases}
\text{Bigémellaires.} \dots \dots \dots \quad 81 \text{ soit } 1,08 \; 0/0 \\
\text{Trigémellaires.} \dots \dots \dots \quad 1 \text{ soit } 1 \text{ sur } 3725
\end{cases}
$$

Présentations. . .
{
Vertex. 92,82 0/0
Pelvis.. . . . . 4,45 0/0
Tronc.. . . . . 1.69 0/0
Face.. . . . . 0,74 0/0
Inconnues (23). 0,30 0/0
}

Mortalité des nouveau-nés. . . 19,9 0/0

Mortalité des mères. 5,63 0/0

Nomenclature des 420 Décès sur les 7450 Accouchements.

169	Peritonites, métrites ou métropéritonites.	381	*Report.*
51	Fièvres typhoïdes, septicémies (dont 6 abcès pelviens).	3	Anémies, suites d'hémorr. externes.
17	Ruptures utérines (2 du col, 2 du vagin).	2	Céphalotripsies } cause proch. de la mort.
42	Complications thoraciques (21 pneumonies, 11 phthisies, 10 pleurésies).	2	Acc¹⁵ provoqués }
19	Eclampsies.	2	Forceps (épuisement).
18	Hemorrhagies (7 insert. vic., 4 postpart., 1 briév: du cordon, 1 intest., 5.?)	2	Opérations césariennes.
17	Entérites.	1	Relachement des symphyses.
8	Affections cérébrales.	1	Fracture du Coccyx.
7	Albuminuries, œdèmes, Anasarques.	1	Coxalgie.
7	Bassins etroits (cause de mort?)	1	Polype.
6	Choléras.	1	Rachitique.
5	Phlébites dont 1 phlégm. alba.	1	Fièvre intermittente.
5	Varioles.	1	Rougeole.
3	Ictères.	1	Alcoolisme.
3	Erysipéles.	1	Anévrysme.
2	Scarlatines.	1	Mort subite.
2	Fièvres miliaires?	18	Inconnues.
381		420	

Ces 420 décès, qui donnent une mortalité moyenne de 5,63 0/0, ne se sont pas répartis uniformément dans ces 50 ans. Tandis que l'on a compté un décès sur 100 accouchées, certaines années, d'autres ont donné une proportion qui s'est élevée à 12, 14 et 16 0/0, comme en 1870, 1849 et 1873. Ces années-là et quelques autres présentaient des épidémies de fièvre puerpérale qui faisaient le désespoir des accoucheurs.

Accouchements multiples

81 bi-gemellaires. . . . . 162 ⎱
                                      ⎰ 168 enfants
2 Tri-gemellaires. . . . . 6 ⎱

Sur les 2 accouchements tri-gemellaires, on a eu 1 fois 3 filles mortes.

Sur les 81 grossesses gemellaires ; on a eu 13 avortements, par conséquent 26 avortons.

Sur les 68 gross. gem. on a eu 136 enfants,

dans   5   »   »   10   »   le sexe n'a pas été déterminé.

reste : 63   126

Sur les 81 grossesses on a eu : 29 fois (garçon et fille),
                                 24 fois (2 garçons),
                                 23 fois (2 filles).

76 + 5 (indéterminés) = 81

Pour les jumeaux mâles 8 fois 2 garçons vivants. 16
                       3   » 1 garçon vivant, 1 mort. . . . 3 + 3
                       7   » 2 garçons morts.   14
                       6   » avortements (avortons). . . .   12
                      ———
                       24

Pour les jumelles. . . . . . . 8 fois 2 filles vivantes. 16
                       4   » 1 fille vivante, 1 morte. . . . 4 + 4
                       9   » 2 filles mortes.   18
                       2   » avortements.   4
                      ———
                       23

Pour les sexe différents. 18 fois les 2 vivants. 36
                       3   » garç. vivant et fille morte. . 3 + 3
                       1   » fille vivante et garç. mort. . . 1 + 1
                       2   » garç et fille morte.   4
                       5   » avortements.   10
                      ———   ————————
                       29   79 + 73

79 + 73 = 152 + 10 indéterminés = 162

On remarquera que cette statistique vient à l'encontre de
ce qui est admis généralement, à savoir : que les jumeaux
sont plus souvent du même sexe que de sexes différents et
qu'on a plus souvent 2 filles que 2 garçons.

Mortalité des jumeaux en bloc. 45 0/0
»   »   sans compter les avortons.. 34.55 0/0

Accouchements prématurés et Avortements

700 { 123	à 8 mois 1/2	123		
{ 577 {	à 8 mois	378	dont 3 provoqués	} 5 prov.
	à 7 mois 1/2	40	» 1 »	
	à 7 mois	150	» 1 »	
	à 6 mois 1/2	27		
	à 6 mois	60	dont 2 œufs entiers	} 7 œufs entiers
	à 5 mois 1/2	7		
	à 5 mois	31	» 3 »	
150 . . . {	à 4 mois 1/2	5		
	à 4 mois	8	» 1 »	
	à 3 mois 1/2	5	» 1 »	
	à 3 mois	0		
	à 2 mois 1/2	1		
	Plus une môle de 6 semaines	1		
	Age inconnu.	5		
850		850		

En retranchant des 7450 accouchements les 150 avortements dont 13 gemellaires, nous avons 7300 accouchements
et 7372 parturitions.

Sur ce dernier chiffre 7372, on a une mortalité d'enfants
de 1270, y compris les accouchements avant terme, soit
17,23 0/0. Si de 7300 nous retranchons les accouchements
prématurés au-dessous de 8 mois 1/2, il nous restera 6723
accouchements à terme ou près du terme, sur lesquels on
compte 693 enfants morts, soit une proportion de 10,30 0/0
de morts-nés, en compre nant, sous cette dénomination, les
enfants ayant vécu jusqu'àtrois jours. Ce chiffre de 10,30 0/0
est encore bien élevé, sans doute, mais il diminue singulière-
ment celui de la mortalité générale de la maternité.

STATISTIQUE de 36 Bassins rétrécis (mesurés)

PARITÉ	DIMENSION du Diam. sacrop.	Présent.	Position	Acc¹ naturel	COMPLICATIONS	TRAITEMENT	GARÇONS vivants	FILLES vivantes	GARÇONS morts	FILLES mortes	MÈRES vivantes	MÈRES mortes	
	103 m/m	Vertex	1re	1	Bipariteal 102.		1	—	—	—	—	1	4e j.
	95	»	2e	1			—	1	—	—	1	—	
Prim.	90	—	—	1	Garç.: 4200.		—	—	1	—	—	1	
	88	Vertex	—	—		Version.	—	1	—	—	1	—	
	85	Pelvis	2e	1	Pieds, main gauche.		1	—	—	—	1	—	
2e gr^se.	85	Vertex	2e	1	Cordon.		—	—	1	—	—	1	
«	85	»	»	—	Cordon.	Craniotomie.	—	—	1	—	—	1	
	85	—	—	—	Bip. 100.	Mère morte d'hemorr. pendant le travail.	—	—	—	1	—	1	5e j.
	83	Vertex	—	—		Forceps.	—	—	1	—	—	1	
10e gr.	81	»	»	—		Forceps — enfonc¹ coronal.	—	—	1	—	—	1	
Prim,	81	»	2e	—		Accouch¹ provoqué 7 m. 1/2.	1	—	—	—	1	—	5e j.
	80	»	2e	—		Forceps.	—	—	1	—	—	1	
	80	»	—	1	Cordon rupt. utérine.		—	—	—	1	—	1	5e j.
	80	»	—	1			—	—	—	1	—	1	
	80	—	—	—		Accouch¹ provoqués à 8 m.	1	—	—	—	1	—	
	80	Vertex	3e	—		Version — mère abcès pelvien.	—	1	—	—	1	—	5e j.
	80	—	—	1			—	—	—	1	—	1	
	80	—	2e	1	Main, hydramn. 5 lit.	8m.	—	—	1	—	—	1	
•	80	Épaule	—	—			—	—	1	—	—	1	
Prim.	80	Vertex	1re	—		Craniotomie (8 m. 1/2).	—	—	1	—	1	—	
	75	»	»	1	Rupture utérine.		—	—	—	1	1	—	
Prim.	75	»	1re	1	Cordon, rupt. utérine.		—	—	—	1	1	—	
Prim.	73	»	»	1	Fœt.: 4000.		—	—	1	—	—	1	
Prim.	72	»	—	—	Rupt. post. vagin.	Accouch¹ artificiel.	—	—	1	—	1	—	
Prim.	70	»	1re	—		Forceps.	—	—	1	—	1	—	
Prim.	70	»	2e	—		Forceps.	—	—	1	—	1	—	
Prim.	70	»	—	—		Craniotomie.	—	—	1	—	—	1	
	70	»	—	—	Cordon.	Céphalotripsie.	—	—	1	—	1	—	
	70	»	3e	—	Rupt. crâne.	Forceps en ville.	—	—	1	—	—	1	
	70	»	—	—		Forceps.	—	—	—	1	—	1	
Prim.	68	»	1re	—		Craniotomie.	—	—	1	—	—	1	
Prim.	60	»	—	—	Rupt. utérine.	Céphalotripsie.	—	—	1	—	—	1	2e j.
	60	—	—	—	Obliq.: ovolaire.	Céphalotripsie (8 m.).	—	—	—	1	—	1	
	56	Épaule	—	—		Acc¹ prov.: incis. col — crochets — céphal.	—	—	1	—	—	1	
	55	Vertex	—	—		Forceps — craniotomie.	—	—	—	1	—	1	28e j.
	54	—	—	—		Céphalotripsie.	—	—	1	—	—	1	
36 Bassins.							4	3	20	9	13	23	

De 10 à 8° : 55 % de décès maternels ; de 75ᵐᵐ à 54ᵐᵐ 3/4 ; et
dans ce dernier chiffre toutes les mères d'un bassin de 6° au
plus, sont mortes. A partir de 75ᵐᵐ tous les enfants ont succombé, et au-dessus de 75 : 65 %. .

**STATISTIQUE de 14 Bassins rétrécis, sans désignation
du degré de rétrécissement.**

	BASSINS	PARTICULARITÉS ET COMPLICATIONS	TRAITEMENT	VIVANTS		MORTS		MÈRES	
				G	F	G	F	V.ᵗᵉˢ	M.ᵗᵉˢ
1831	Resserré.	Primip. 8 m.	Forceps.	1	»	»	»	1	»
1832	Étroit.		Forceps — version.	1	»	»	»	»	1
—	»	Secondi par. 1ʳᵉ ép. g.	Version laborieuse.	»	»	1	»	1	»
1833	»	Hémorr. légère.	Forceps.	»	1	»	»	1	»
1835	»	Vertex — rupt. utér.	Forceps inutile — version.	»	»	»	1	»	1
1836	»	Fract. pariét. d'.	Forceps.	»	»	1	»	1	»
—	»	Déch. utér. légère.	Craniotomie.	»	»	»	1	»	1
1837	»			»	»	1	»	1	»
1846	»	Cordon.	Version.	»	»	»	1	1	»
1847	»	5ᵉ gross. 2ᵉ vertex.	Forceps.	»	»	1	»	1	»
1849	»	Rupture utérine.		»	»	1	»	»	1
1862	Obli. : ovalᵣₑ	Primip. 2ᵉ vertex.	Céphalotripsie.	»	»	1	»	1	»
»	Très rétréci.	Probablᵗ 5 à 6ᵉ. vert.	Opér. cés. (Villeneuve, père).	»	1	»	»	»	1
»	id.	Pʳ. Vertex	Opér. cés. (Magail).	»	1	»	»	»	1
14 bassins rétrécis.				2	3	6	3	8	6

Sur 14 enfants 9 morts, soit 64,28 %.
  » 14 mères 6 mortes, soit 42,85 %.
4 applic. de forceps effectives — 4 mères vivantes — 2 enfants vivants.
4 versions   id.   2 fois après forceps — mères mortes —
    1 enf. viv., 1 enf. m. — 2 fois d'embl. — mères viv. enfants morts.
1 craniotomie, mère morte.
1 céphalotripsie, mère vivante.
2 op. cés. (2 filles viv. qui moururent bientôt — 2 m. qui succombèrent).

Résumé des 2 Tableaux

En additionnant ces résultats, on a, pour 50 bassins
rétrécis ou déformés :

Mères — 21 vivantes — 29 mortes — décès 58 %.
Enfants — 12 vivants (6 g. 6 f.) et 38 morts (26 g. 12 f.). — décès 76 %.

Mais il y a cu 6 craniatomies (2 m. viv. 4 mortes), 66 %.
    id.   6 céphalotripsies (1 m. viv. 5 mortes), 83 %.
    id.   2 opér. césar. (2 mères mortes).

Sur 11 appl. forceps on a eu 4 m. m., soit 36,36 % et 9 e. m., soit 81,81 %
»   6 versions on a eu 3 m. mortes, soit 50 % — 4 enf. m. 66,66 %.

En comparant ces chiffres avec ceux des bassins normaux on voit combien le pronostic est aggravé par la déformation du bassin.

Forceps (*statistique de tous les cas*) *durant 50 ans.*

$$
137 \text{ applications} \ldots \begin{cases} 132 \text{ fois vertex} \ldots \begin{cases} 71 \text{ premières,} \\ 35 \text{ secondes,} \\ 26 \text{ fois non désignées.} \end{cases} \\ 2 \text{ fois face,} \\ 2 \text{ fois siége,} \\ 1 \text{ fois tête dernière.} \end{cases}
$$

            137

Ces 137 applications ont fourni :

72 enfants vivants dont 46 garçons + 26 filles
65 enfants morts dont 42 garçons + 23 filles

137	88	49

Quant au pronostic pour les mères :

Sur les 137 cas : 114 vivantes + 23 qui ont succombé
soit 16,78 0/0 de décés.

chiffre très élevé, mais dans lequel il faut faire rentrer de nombreux cas où la mort n'est pas imputable à l'application du forceps (éclampsie, fœtus putréfié, etc.)

Versions

Sur 21 versions pour des complications autres que les présentations de l'épaule on a eu.

13 mères vivantes et 5 enfants vivants
 8   »   mortes et 16   »   morts

à ces 21 versions il faut en ajouter une centaine environ, car il y a eu 104 présentations de l'épaule sur lesquelles quelques unes se sont terminées par une évolution spontanée ou une version spontanée.

Voici le résultat de ces 104 présentations :

Mères, 14 décès. 13,46 0/0
Enfants, 31 vivants ⎰
» 73 morts ⎱ 70,19 0/0

Eclampsie

26 cas (dont 1 seul après le travail — mère morte).

13 mères vivantes. . . . . 5 enfants vivants
13 mères mortes.. . . . . 21 enfants morts
____
26   26

Décès de mères 50 0/0. — Décès d'enfants 80,76 0/0

Procidence du Cordon

Le cordon a été trouvé en procidence :

Seul : 73 fois — il y a eu 48 décès d'enfants. soit 65,75 %.

Dans 68 cas la présentation a été notée :

Vertex 32
Pelvis. 22
Tronc. 14
____
68

Procidence d'un Cordon et d'un Membre

15 fois — avec 1 main (8 vertex — 2 pelvis — 2 troncs).
4 » — avec 1 bras — 3 vertex.
1 » — avec 1 pied — 1 vertex.
1 » -- avec 1 main et un bras — 1 vertex.
____
21 » — 17 fois seulement la présentation a été notée.

Procidence des Membres

1 main. . . . 45 fois — il y a eu 39 enfants vivants + 6 morts. ⎞
1 bras . . . . 9 fois — » 4 + 5 » |
2 bras . . . . 1 fois — seconde de la face, garçon vivant. ⎟ Vertex.
2 mains . . . 2 fois — enfants : 1 vivant 1 mort. |
1 main, 1 pied 2 fois — 2 morts. |
2 pieds. . . . 1 fois — 1 mort. ⎠

Proc. de memb. 60 fois — 45 enf. viv., 15 morts — 25 % de décès.

Hémorrhagies

Par insertion vicieuse — 16 cas.

4 fois vertex fille m. mère m. (1 fois vers. forceps — impossible — 1 fois
    procid. main et coude.
2 » placenta orifice — version — garç. viv. mères viv.
1 » insertion centrale — fille m. mère viv.
3 » garç. m. mère m. (1 fois acc' forcé impos. — 1 fois fract. crâne).
1 » hémorrhagie interne — mère m. garç. viv.
1 » forceps mère viv. fille m.
1 « mère viv. garç. m.
1 » présentation épaule dr. fille viv. mère m.
1 » mère m. opér. cés. post mortem fille m.
1 » mère m. garç. viv.

16   11 mères m. — 5 viv. (décès 68,75 %) — 11 enf. m. 5 viv.

33 post partum   3 après manœuvres (version au forceps).
               27 par inertie (1 fois foudroyante — 1 fois renvers. utér.)
                   (1 fois briéveté cordon, 3 fois internes.)
        3 tardives 5e, 7e et 15e jour.

       33

1 pendant le travail ? (bassin rétréci) mère m. garç. mort.
1 avant l'accouchement ? fille m. mère m.
1 abdominale ? fille m. mère m. (1er vertex).

       Total 52 cas d'hémorrhagie, 1 par an.

Anomalies placentaires

1 fois insertion sur l'orifice sans hémorrhagie mère et garç. vivants.
1 » enchatonné.
2 » adhérent.
1 » 2 jumeaux 1 seul placent.
1 » apoplexie au 6e mois — fille morte.
1 » placenta malade ? enfant putrifié.

      5 fois volumineux — 2 de 850 g.
                    1 de 800 g.
                    2 de 700 g.

Particularités relatives au cordon

1 cas de Briéveté, fille morte, mère morte d'hémorrhagie.
2 cas de cordon long, 80e et 73e non procidents.
2 cas de rupture, un des deux enfants est mort.
3 cas de section du cordon sur la nuque (2me vertex, 3 garç dont 1 mort).
4 cas d'hémor. ombilicale dont une perforation intestinale.

Anomalies fœtales

4 anencéphales — primipare à 7 mois — 2 vertex, fille m. mère m.
3ᵉ gross. 7 mois — 2 vertex, garçon m.
1 garçon a vécu 9 heures.
1 fille morte.

1 encéphalocèle — 2ᵉ face, fille morte 44ᵉ jour.
5 hydrocéphales — 2 vertex — 2 pelvis — une présentation inconnue.
1 bec de lièvre double — 7 pieds bots doubles dont 1 jumelle.

Complications du côté de la mère

1 écartement du pubis — abcès — mère et enfant guéris.
1 grossesse de 5 mois (prob. bassin rétréci à l'extrème) — opérat.
césar. — mère et enfant morts peu après.
1 opér. cés. pratiquée post mortem — la mère étant morte de scarlatine,
garçon 1ᵉʳ vertex mort.
1 grossesse hydatidaire.

Présentations rares

Enfin nous avons relevé 7 présentations des genoux, 3 présentations du vertex incliné, 1 présentation du front et 1 du vertex en occipito-pubienne.

CHAPITRE V.

École d'accouchements.

Les destinées de l'Ecole des élèves sages-femmes sont intimement liées à celles de l'enseignement des accouchements à Marseille; cependant, bien que cette école ne date que de 1826, l'art obstétrical était déjà depuis longtemps représenté officiellement dans le collége de chirurgie.

Le collége de médecine marseillais, disparu avec les vieilles institutions antérieures à 89, était très ancien. Les lettres-patentes qui en avaient autorisé la formation remontaient à Henri II; mais il n'en était pas de même de celui de chirurgie, inauguré en 1776, dans le local du couvent des Dominicains et en 1780 à l'Hôtel-Dieu, qui lui donna une place dans son bâtiment. I s maîtres en chirurgie ne reçurent, en tant que corps constitué, léurs lettres-patentes qu'en 1758 et, en 1787 seulement, le collége, déjà vieux de 11 ans, après avoir demandé plus d'une subvention à la municipalité et aux hospices, créa une chaire d'accouchements qu'il ajouta à son enseignement ordinaire.

Voici quelles étaient les chaires et quels étaient les professeurs qui les occupaient :

Pour la physiologie.............	MM. Bremond fils.	
« l'ostéologie et maladies des os.................	Flory.	
« l'anatomie..............	Aillaud.	
« les opérations..........	Giraud.	
« la matière médico-chirurgicale............	Rigordy.	
« les accouchements.....	Rodolphe Barles.	

Ce nom de Barles n'était pas inconnu des Marseillais. Un Louis Barles, probablement un ascendant du nouveau professeur, s'était déjà fait connaître en 1673 par deux ouvrages importants :

1° « Nouvelles découvertes sur toutes les parties de l'homme et de la femme ; »

2° « Nouvelles découvertes sur toutes les parties principales, enfermées dans la capacité du bas ventre ; ensemble leur composition, connexion, action et usages, avec des dissertations sur chacune en particulier, suivies de remarques curieuses et utiles pour la pratique des médecins et des chirurgiens. »

Quoiqu'il en soit, Rodolphe Barles paraît avoir occupé la chaire d'accouchements, pendant plusieurs années et avoir été le seul maître en obstétrique de cétte époque là. Sans doute, sur les 58 chirurgiens que mentionne, dans l'année 1787, l'almanach Grosson, il y en avait beaucoup qui pratiquaient des accouchements en ville ; il y en avait même un, le sieur Bouge, attaché au service de l'Entrepôt, où l'on avait aussi une sage-femme attitrée, mais non résidant dans l'établissement, et cela avant même qu'on parlât de chai · obstétricale. Il y avait aussi un médecin du nom de Bertra : pour les maladies internes; ces particularités nous sont révélées par les notes suivantes trouvées dans les archives :

A. — Fille d'Apt, 16 ans, enceinte de 8 mois, entre à l'Entrepôt le 10 avril 1735 et en sort le 12 mai suivant, pour n'être point trouvée enceinte; après la visite de la sage-femme de la Maison et du médecin Bertrand, on l'a remise à l'Hôtel-Dieu, attendu sa maladie d'hydropisie.

B. — Thérèse ..., d'Aix, 36 ans, entre à l'Entrepôt d'elle-même, grosse de 8 mois. Le 27 mars 1749, elle succombait après son accouchement Le sieur Bouge, chirurgien de la Maison, et le sieur Aulanier, chirurgien, lui ont tiré son enfant en pièces, (garçon).

C. — Autre note ... X., fille de 16 ans, d'Aix, entrée le 24 septembre 1754 à l'Entrepôt, enceinte de 3 mois environ, a été remise le 24 janvier 1755, à Mourette, sage-femme de la Maison.

D. — Plus loin ... Fille de 20 ans, d'Embrun, entrée le 12 avril 1755, enceinte de 8 mois environ, remise le 25 avril, à Françoise Moulette, accoucheuse de la Maison du Refuge, (sic). C'était la même que Mourette.

D'autres fois, ainsi que nous l'avons dit déjà, on remettait des filles ou femmes enceintes, pour des raisons de convenance particulière, à des accoucheuses ou des chirurgiens de la ville.

E. — 10 septembre, fille remise à Mme Reynaud, accoucheuse, demeurant vis-à-vis la fontaine Sainte-Barbe.

F. — 5 février 1756, Marie N. remise à Mlle Dejean, accoucheuse.

G. — Marianne P., remise à Elisabeth Julienne, accoucheuse.

H. — Une autre remise à Marianne Bonnet, accoucheuse.

I. — Une autre à D^lle^ Mouttet, accoucheuse.

J. — Une autre à Degreaux, maître en chirurgie.

K. — Une autre à Fr. Nicolas, maître en chirurgie.

L. — 1773 .. septembre, X..., a été remise au sieur Chabaud, maître en chirurgie, demeurant rue Bouterie.

M. — 1787. . . « d'ordre de Bernier, assesseur, j'ai retiré la nommée Marie Corez, ci-contre, pour lui faire ses couches chez moi et de laquelle je réponds : à Marseille, 16 mai 1787, signé : Latour » ; probablement Joseph Latour, chirurgien, demeurant rue Reynarde. C'est dans ces notes que nous avons trouvé aussi quelques noms d'accoucheuses établies à Marseille , au xviii° siècle : Désirée Gomme , Matabonne , Dejean, Reynaud, etc., tout ce monde là s'occupait d'accouchements ; les chirurgiens étaient probablement diplômés. Pouvait-on en dire autant des sages-femmes ? On sait qu'à Paris l'Hôtel-Dieu fût la première école clinique d'accouchements qui ait été établie en France et où brilla en dernier lieu (1775) Mme Dugès, mère de Mme Lachapelle. Mais en province c'était une Mme Ducoudray, née en 1712, ayant gagné ses grades à Saint-Côme, et par jugement de février 1740, nommée sage-femme jurée, qui voyageait et allait un peu partout faire des cours d'accouchements aux femmes qui voulaient exercer la profession. Elle réunissait quelquefois jusqu'à 100 élèves et en forma, durant sa carrière, plus de 4000.

Quoiqu'elle allât dans les grands centres, elle ne fut jamais appelée à Marseille, ni en Provence. Cet état de choses n'était pas très régulier.

Si nous n'avons aucun renseignement particulier sur la période qui suivit le renouvellement ou le rajeunissement de toutes nos institutions sociales , nous voyons pourtant que sous l'Empire on se préoccupa d'instruire des femmes à la Maternité de Paris, pour y former des accoucheuses, destinées à aller exercer dans les départements.

En 1807, en effet, la Commission administrative des hôpitaux recevait une circulaire ministérielle l'informant que d'après le nouveau règlement, concernant l'Ecole d'accouchements, établie à l'hospice de la Maternité de Paris, elle aurait à envoyer, à ses frais, à cette école, une élève accoucheuse, choisie de préférence parmi des filles élevées dans les hôpitaux.

Les frais d'entretien des élèves devaient atteindre le chiffre de 306 fr. par semestre, savoir 300 fr. pour le paiement de la pension et 6 fr. pour prix d'un ouvrage, ayant pour titre : *Le Catéchisme des sages-femmes*, non compris les frais de voyage, aller et retour, qui seront payés à raison de 0 fr. 60 par kilomètre. Les élèves présentées devaient être âgées de 18 ans au moins et savoir lire et écrire.

L'administration en délibéra, et n'ayant trouvé aucune fille dans les hospices réunissant les conditions requises, proposa d'envoyer Mlle Delphine Goraud, dont le père avait demandé pour elle cette faveur. Ladite demoiselle se trouvant remplir les conditions de la circulaire fut envoyée à Paris pour un an, aux frais de l'administration.

Il est probable que chaque année cette pratique fut suivie jusqu'à ce qu'on eût créé, à Marseille aussi, une école d'accouchements, école qui devait bientôt prospérer, grâce aux nombreux cas d'observations qui s'offraient aux élèves et à **la** direction si éclairée du docteur Villeneuve père, secondé plus tard par notre maître et prédécesseur immédiat, le docteur A. Magail. Ce dernier, en effet, à partir de 1849, partagea la responsabilité et le poids de la besogne, service hospitalier et enseignement, avec le premier chirurgien en chef. Villeneuve père, aidé pendant plusieurs années par sa femme, alors qu'elle était sage-femme dans l'établissement, enseignait, avec un talent pratique consommé, cette branche de la science médicale. Ses travaux, qui ont toujours été le fruit de l'observation directe, si connus aujourd'hui de tous les accoucheurs, comme tous les faits cliniques, sont encore à l'ordre du jour, bien que les premiers datent déjà d'un demi siècle. Pendant près de 50 ans, en effet, notre vénéré maître donna à l'art obstétrical, toute son activité et tout son dévouement.

En 1826 eu lieu enfin l'inauguration solennelle d'une école d'accouchements et la séance d'ouverture fut présidée par le préfet.

Le maire, marquis de Montgrand, les administrateurs, le corps médical des hôpitaux et de l'école étaient présents ainsi que divers employés, etc.

Après avoir ouvert la séance, M. de Villeneuve, préfet, prononca le discours suivant :

Messieurs,

L'institution dont nous jetons aujourd'hui les premières
bases, était vivement désirée ; partout on la considérait comme
éminemment utile : on s'étonnait qu'une ville telle que Marseille
où brillent tant de lumières, où sont réunis tant de moyens d'instruction, ne fut pas devenue un centre commun où les diverses
contrées du département et de l'ancienne Provence pussent venir
puiser les connaissances les plus nécessaires à l'existence physique de l'une des classes les plus intéressantes de la Société :
de celle qui, ayant le plus besoin de soins et de secours, doit
fixer d'autant plus la sollicitude de l'Administration.

Il était donc tout simple qu'elle s'occupât avec le zèle le plus
constant des moyens d'établir un cours d'accouchements, où, des
diverses communes, on pût envoyer des élèves qui vinssent
prendre le degré d'instruction jugé nécessaire pour venir ensuite
pratiquer l'une des plus modestes, mais des plus importantes
parties de l'art de guérir. Chaque année le Conseil général,
interprète naturel des besoins du département et les exprimant
dans toute leur étendue, non seulement par les observations
propres à chacun de ses membres, mais encore par les rapports
que j'ai, dans toutes ses sessions, l'avantage de leur présenter,
le Conseil général émettait les vœux les plus pressants, les
appuyait même de généreuses allocations et de dons de quelques portions de mobilier que diverses circonstances avaient
rendues disponibles.

En même temps, la Commission des hospices de Marseille,
pénétrée de l'utilité de ces vues, les secondait avec la constance,
avec la sagacité, avec l'expérience qu'elle sait toujours déployer,
quand il s'agit de soulager l'humanité souffrante, ou même de
conjurer d'avance les maux qui la menacent de toutes parts
dans la pénible carrière de la vie. Mais s'il est donné à l'homme
de détruire, en un moment, les monuments les plus importants
et les institutions les plus essentielles (nous en avons fait une
déplorable expérience dans les années qui ont signalé la tour-
mente révolutionnaire), les difficultés s'élèvent de toutes parts
quand il s'agit de rétablir et de construire. Une conviction pro-
fonde, une volonté ferme ne suffisent pas toujours pour atteindre le but ; trop souvent la plus légère aspérité entrave la marche du char le mieux dirigé, les obstacles s'élèvent quelquefois
des causes qu'on soupçonnait le moins d'en produire, le temps
se passe, et c'est le temps seul qui peut mener à bien les entre-

prises les mieux conçues. Heureux l'administrateur quand il peut voir s'exécuter les projets auxquels il a attaché tant de prix, parce qu'il était convaincu de tous les bons résultats qu'il devait en attendre! Si la satisfaction de ses administrés doit être incontestablement sa plus douce récompense, difficilement pourront-ils apprécier toutes les peines qu'on a dû se donner pour élever des édifices pour lesquels on semblait n'avoir besoin que d'un plan bien conçu, de ressources pécuniaires suffisantes et de bras actifs pour l'exécution.

Nous sommes arrivés au but vers lequel nous avons tendu depuis tant d'années. Messieurs, tout est préparé pour que le cours d'accouchements soit digne d'une ville partout renommée pour ses établissements charitables, et celui-ci sera une œuvre doublement utile puisque de pauvres femmes pourront encore venir y recevoir les soins que réclame leur état. Des communes les plus reculées accourront de jeunes personnes pleines de bonne volonté, d'intelligence et déjà convaincues, ainsi que leurs parents, de l'assiduité des soins qu'elles recevront ici pour leur instruction non moins que pour leur bien être moral et physique. La prévoyante sagesse de la Commission des hospices a confié la direction usuelle du cours à une dame recommandable par sa science et ses qualités ; et qu'on ne dise pas qu'elle a été dirigée par des affections locales ; puisque c'est à l'extrémité du département qu'elle est allée chercher la personne dont le mérite lui avait été signalé. Enfin le développement de la théorie de l'art des accouchements et la pratique qui ne sera pas un instant séparée du précepte, seront l'ouvrage d'habiles professeurs justement renommés par la confiance publique, par celle de l'autorité et par les succès qu'ils obtiennent chaque jour dans les chaires de l'Ecole secondaire de médecine d'où l'on a vu sortir des sujets qui ont fait tant d'honneur à leurs maîtres.

Il en sera de même de jeunes personnes qui se sont vouées à une profession bien honorable, bien méritoire, sans doute, mais pour laquelle il faut se sentir vraiment appelé, tant elle offre de difficultés et de peines. Notre sollicitude, nos vœux les accompagneront dans leurs études et dans le bien qu'elles feront, lorsque, rendues à leurs résidences, nous saurons, que grâces à elles, on verra se dissiper l'ignorance et la routine qui mettent sans cesse en danger ce sexe à qui la divine providence a confié la mission de reproduire l'homme, au milieu des douleurs et des dangers, à qui par conséquent l'homme doit le premier tribut des sciences qu'il a acquises dans les progrès de la civilisation.

Une institution aussi mûrement réfléchie, établie sur des bases aussi larges, confiée à des mains aussi expérimentées,

commencée sous d'aussi heureux auspices, qu'un vœu général,
une protection hautement manifestée par le gouvernement du
monarque essentiellement bienfaisant accompagne, prospérera
de jour en jour, n'en doutons pas, et que cette confiance que
tout concourt à justifier soit l'âme de ces succès auxquels nous
tiendrons à honneur et satisfaction d'avoir pu nous associer.

Puis, M. Millot, vice-président, semainier de la Commission, a prononcé le discours suivant :

MESSIEURS,

La Commission des hospices, chargée d'exercer tant d'œuvres
de bienfaisance, n'a pas balancé de prendre, sous son soin, un
établissement dont elle a senti l'utilité pour le bien de l'humanité ; en effet, enseigner l'art des accouchements, c'est protéger
les mères et les enfants dont la vie se trouve si souvent exposée,
lorsque celles qui remplissent l'état de sage-femme n'ont pas
toute l'instruction qui leur est nécessaire. C'est un bienfait pour
la classe peu aisée; obligée, par sa position, de recourir sans
choix à toutes celles qui ont embrassé cet état et que trop souvent ne peuvent justifier, par leurs connaissances, la confiance
qu'on leur accorde; c'est donc un puissant intérêt qui rend cette
fondation aussi précieuse que bienveillante.

Depuis longtemps le projet de cet établissement occupait la
pensée du premier magistrat du département dont le cœur et
l'esprit toujours animés du désir du bien public, veillent atten-
tivement à tout ce qui peut intéresser ses administrés ; la propo-
sition qu'il en fit au Conseil général du département fut
accueillie avec cet empressement que les personnes éclairées
qui la composent mettent à faire tout ce qui peut contribuer au
bien de leurs concitoyens. Des sommes ont été votées et données
pour la fondation de cet établissement, ainsi que pour les pen-
sions de quelques élèves. Ces dispositions généreuses nous sont
garantes de l'intérêt que mettra le Conseil général du département à soutenir son ouvrage. et les Communes averties des
avantages qui doivent en résulter pour elles, s'empresseront,
sans doute, d'y entretenir des élèves.

Toutes les dispositions sont prises pour donner aux élèves
sages-femmes, l'instruction la plus étendue : des professeurs
distingués dont le zèle est connu, feront les cours d'accouche-

ment ; une sage-femme, recommandable par ses talents comme par sa longue expérience, leur en apprendra la pratique.

La Commission des hospices n'a rien négligé pour établir la confiance du public, elle se flatte que le nombre des personnes qui viendront profiter des secours qui leur seront offerts, sera assez grand pour que les élèves puissent joindre à la connaissance d'une bonne théorie, une expérience pratique qui leur est également nécessaire.

Elèves sages-femmes vous êtes appelées les premières à faire connaître les avantages que l'on doit attendre de cet établissement; que vos progrès attestent son utilité ; répondez par votre conduite et votre application aux soins généreux dont vous êtes l'objet ; la Commission des hospices verra avec satisfaction vos succès confirmer son espérance, que vous remplirez par la suite avec distinction l'état auquel vous êtes destinées.

M. Cauvière, chirurgien en chef dudit hospice et professeur des cours d'accouchements, a prononcé le discours dont la teneur suit :

L'accouchement, dans la plus simple acception du mot, n'est autre chose que la sortie du sein de la mère, du fœtus et de ses annexes , c'est une fonction qui, comme toutes les autres s'accomplit spontanément par des lois simples et régulières. Placer une femme en travail dans une situation, convenable, réprimer les mouvements brusques ou désordonnés, l'encourager par des paroles consolantes, écarter tout ce qui pourrait lui être nuisible ou désagréable, recevoir l'enfant, lier et couper le cordon ombilical, c'est à quoi se bornent tous les soins à donner, dans un accouchement naturel.

Les femmes qui mettent tant d'empressement à se visiter dans ces moments critiques ont été les premières chargées de l'administration de ces simples secours ; celles qui montraient le plus de courage, d'adresse et de sagacité ont dû être les plus recherchées, et c'est sans doute ainsi que dans les temps les plus anciens, s'est formé l'état de sage-femme.

Si les choses se passaient toujours aussi simplement que nous venons de l'indiquer, l'assistance des femmes aurait toujours été suffisante, il n'y aurait jamais eu ni accoucheurs, ni art des accouchements ; mais malheureusement cette importante fonction est, comme toutes les autres, et plus souvent encore, sujette à de graves dérangements : un travail long, pénible, contre nature, de funestes accidents réclament l'intervention des plus puissants secours de l'art.

L'on a souvent dit et l'on répète encore, tous les jours, que les progrès de la civilisation et du luxe ont développé des maladies nouvelles, affaibli les constitutions et rendu les accouchements plus difficiles et plus laborieux.

Il peut-être vrai qu'une éducation molle, efféminée, que les soins, les attentions exagérées dont on entoure une femme enceinte de la classe élevée, développent une susceptibilité nerveuse, qui rend les mouvements de la matrice plus douloureux et qui diminue les forces et le courage ; tandis que, d'un autre côté la pauvreté et la misère sont des causes encore plus puissantes de maladies et de couches laborieuses que l'abus des richesses.

Mais ce qui est bien plus certain, c'est que la plupart des plus fâcheux accidents tels, que les hémorrhagies, les convulsions, les mauvaises présentations, se rencontrent chez les femmes les mieux constituées et les plus vigoureuses, qu'ils tiennent à des causes accidentelles, et quelquefois purement mécaniques, que ces causes inhérentes à l'organisation humaine ont dû produire de mauvais accouchements dans tous les temps, dans tous les lieux, dans toutes les conditions. C'est ce que prouve incontestablement l'histoire de l'art. Les temps heureux des patriarches même ne donnent point de démenti à cette triste vérité ; personne n'ignore que Rachel, femme de Jacob, succomba à son deuxième enfantement. La sage-femme *a beau* la rassurer. *Noli timere Rachel quia et tunc habebis filium, mortua est Rachel.*

L'art des accouchements ne pouvait naître qu'après celui de la médecine, et ses progrès devaient être d'autant plus lents que les sages-femmes, étant en possession de l'exercer exclusivement aux hommes, ceux-ci n'étaient appelés qu'accidentellement dans les cas difficiles et n'avaient que peu d'occasions d'appliquer à cette étude les connaissances chirurgicales.

C'est dans Hippocrate qu'on retrouve les premières notions de l'art, elles y sont très incomplètes et peu dignes de lui. Cependant, peu de temps après, les Grecs eurent des accoucheurs, puisqu'une loi défendit aux femmes la pratique des accouchements. Tout le monde connaît l'histoire de cette fille nommée Agnodne qui éluda la loi en se travestissant en homme ; amenée devant l'aréopage, elle y fut condamnée ; mais les dames les plus distinguées d'Athènes accoururent pour la défendre, et, non-seulement elles firent révoquer la sentence, mais encore la loi qui défendait aux femmes l'exercice de leur art.

Il paraît par différents passages des poètes comiques latins que les Romains n'employaient généralement que des sages-femmes ; mais les médecins durent aussi être appelés dans les cas épineux puisque Scipion, César et Manilius furent extraits de leur mère par des opérations, que Musa fut appelé auprès de Livie, femme d'Auguste, *pro partu auclerando*, et que *Celse* parle de quelques accouchements contre-nature et de l'emploi des crochets. Paul d'Egine, le dernier des anciens, est le seul qui paraisse avoir été accoucheur. Les arabes l'appelèrent, *Vir Obstetrix*.

Chez les modernes, le restaurateur de la chirurgie française, l'illustre Ambroise Paré écrivit sur les accouchements ; il fut suivi et surpassé, dans cette partie, par son disciple Guillemeau et par Pineelee. Cependant au commencement du XVIIIᵉ siècle, la pratique de l'art était encore entièrement entre les mains des femmes.

L'ouvrage le plus curieux de cette époque est celui de Louise Bourgeois, sage-femme de Marie de Médicis ; elle y raconte la naissance des enfants de France ; l'on y trouve mêlées à des croyances ridicules et à de prétendus secre's, quelques observations. Elle a la gloire d'avoir découvert, la première, le moyen de sauver les femmes dans les cas d'hémorrhagies inévitables. On n'y avait pas songé avant elle, et l'on n'a trouvé rien de mieux depuis.

Julien Clément fut le premier chirurgien français employé comme accoucheur. Il fut appelé pour les premières couches de Mᵐᵉ de la Vallière, parce que la présence d'une sage-femme à la Cour aurait pu faire naître des soupçons. Il accoucha aussi Mᵐᵉ de Montespan, et Philippe V le fit appeler trois fois en Espagne pour assister la Reine.

Cet exemple une fois donné, la mode s'en répandit de la Cour à la ville ; les chirurgiens purent alors réunir la pratique à la théorie ; un grand nombre d'entr'eux s'appliquèrent spécialement à cette branche de l'art et lui firent bientôt faire d'immenses progrès. On ne crut pas alors les sages-femmes capables d'atteindre à des connaissances si élevées ; la confiance aux chirurgiens devint de plus en plus générale, et de jour en jour elles perdirent dans la pratique tout ce qu'y gagnaient les accoucheurs ; au point que de nos jours ceux-ci sont presque exclusivement appelés dans les classes aisées de la société.

Cependant toutes les femmes ne peuvent pas avoir des accoucheurs, à leur disposition. Il en est beaucoup qui ont une très grande répugnance à s'adresser à des hommes ; en France même, beaucoup de médecins ont soutenu et soutiennent encore que les fonctions d'accoucheur sont peu faites pour être exercées par des hommes.

Le caractère de cette fonction, dit Roussel (parlant de l'accouchement), les connaissances peu étendues qu'elle demande, la confiance plus absolue et plus entière que doivent avoir naturellement les unes pour les autres, les personnes du même sexe, enfin tout y appelle les femmes. Cet emploi semble leur être propre ; elles ont tous les avantages nécessaires pour le remplir avec succès.

On peut répondre ceci : qu'un accoucheur expérimenté sait mettre la réserve convenable dans l'exercice de ses fonctions, qu'il sait entendre et se faire entendre à demi-mot, qu'il sait se montrer et disparaître à propos et employer convenablement les gardes qui l'entourent, tandis que sa présence d'esprit et la supériorité de ses lumières inspirent la plus grande sécurité.

Mais le principal argument des médecins qui soutiennent l'opinion de Roussel, se tire de ce que les accouchements naturels sont les plus ordinaires, puisque sur 60, 59 se terminent entièrement par les seules forces de la nature, et qu'on peut, sans inconvénients, les abandonner aux femmes, sauf à recourir à un accoucheur dans les cas embarrassants.

Si on leur objecte que l'arrivée d'un homme au milieu d'un travail laborieux peut influencer la femme d'une manière fâcheuse, ils répondent que cela ne fait pas plus de mal que quand un accoucheur appelle un collègue en consultation, ce qu'il manque rarement de faire dans les cas graves, et que d'ailleurs, ainsi que cela se pratique dans quelques pays, on peut faire surveiller la sage-femme par le médecin de la famille dont la présence serait un gage suffisant de tranquillité et n'inspirerait aucun effroi au moment du danger. Quoiqu'il en soit de ces différentes opinions, il est toujours démontré que ce sont les chirurgiens qui ont créé l'art des accouchements qui ne serait jamais sorti de la pratique routinière des femmes, qu'ils en seront toujours en possession, que ce sont ceux d'entr'eux qui cultivent spécialement cette branche, qui sont appelés à lui faire faire de nouveaux progrès, et qu'enfin, il est des opérations qui ne peuvent être pratiquées que par eux.

Mais quand il s'agit de la pratique ordinaire, doit-on toujours raisonner comme si tous les accoucheurs étaient habiles, et toutes les sages-femmes ignorantes ; et puisque celles-ci sont et seront toujours indispensables à une très grande partie de la population, ne convient-il pas avant de vouloir fixer les convenances respectives de chercher quel est, dans l'état actuel de nos connaissances, le degré d'instruction dont elles sont susceptibles et les moyens par lesquels on peut l'étendre au plus grand nombre d'entr'elles.

La question ainsi posée devient trop importante pour qu'on se contente de la résoudre approximativement par des raisonnements et des conjectures.

La solution doit être entièrement appuyée sur les faits; or, il est établi dans ces dernières années, une telle série de faits, et par suite un tel ordre d'idées, qu'il devient très intéressant d'en examiner l'origine et les progrès. C'est ce que je vais faire en peu de mots, et d'abord qu'on me permette de remonter un peu plus haut.

Malgré les travaux successifs des Mauriceau, des Levret, des Smellie et de tant d'autres accoucheurs célèbres, nationaux ou étrangers, il est bien certain que le mécanisme de l'accouchement naturel n'avait encore été qu'imparfaitement développé jusqu'en 1771; c'est seulement alors que Solayrès l'exposa dans tous ses détails, dans sa thèse intitulée : *De partû viribus maternis absoluto*. On sent tout d'un coup quelle dut être l'influence de cette découverte, et il est facile de concevoir que l'accouchement naturel étant le type auquel il faut ramener tous les autres, la connaissance parfaite de son mécanisme est la seule base solide de l'art. Solayrès ne vécut pas assez pour féconder le grand principe qu'il avait découvert, mais l'attente publique fut parfaitement remplie par les travaux de son élève et son ami, le professeur Baudelocque; celui-ci, héritier des doctrines de Solayrès, en fit les applications les plus heureuses ; il établit avec clarté des rapports naturels entre les dimensions de la tête du fœtus et celles des diamètres du bassin ; il indiqua avec précision toutes les positions qu'elle peut affecter, ainsi que celles que prennent toutes les autres parties du corps de l'enfant, et fondant toutes les règles de la manœuvre sur les lois positives de la nature, il contribua beaucoup à faire rejeter les procédés et les instruments compliqués dont on avait surchargé la pratique. Après avoir rattaché les éléments de l'art à des principes clairs, précis et presque géométriques, après avoir approfondi toutes les parties de son grand ouvrage, il voulut aussi le rendre populaire en publiant un catéchisme qui le mettait à la portée des intelligences les plus ordinaires. Ce livre que le gouvernement, en 1787, fit imprimer à 6.000 exemplaires, eut une influence prodigieuse sur les sages-femmes; en même temps qu'il leur fit comprendre que l'art n'est pas tout entier dans les traditions et qu'il n'y a de bonne pratique que celle qui est fondée sur des principes et des méthodes. il leur fit aussi concevoir l'espérance d'être initiées à des connaissances qu'elles avaient crues hors de leur portée.

Dans le même temps, un grand nombre de cours publics et particuliers auxquels les sages-femmes furent admises, furent ouverts à Paris et dans les provinces. Les plus instruites d'entre elles réunirent des élèves pour leur expliquer le catéchisme de Beaudelocque, et je suis heureux de citer, parmi celles qui se distinguèrent le plus dans cet enseignement, Mme Pautrier, que l'Administration, qui recherche tous les genres de mérite, vient de placer dans cette maison.

C'était déjà beaucoup que cette direction des sages-femmes vers les études positives; mais la création d'une grande institution et les travaux d'une femme de génie devaient bientôt leur donner une plus grande impulsion et leur préparer les plus étonnants succès.

Il y a à peine trente ans que la ville de Paris n'offrait pour tout asile aux femmes en couche qu'une chétive salle de l'Hôtel-Dieu, servie par une sage-femme en chef et quelques élèves, lorsque le gouvernement résolut de consacrer à ce service un établissement spécial, sous le nom de *maison d'accouchements*. La direction en fut confiée à Mme la Chapelle, et l'organisation de la partie technique en fut d'abord si bien faite par elle, que MM. Baudelocque et Dubois, successivement nommés professeurs, n'y ont apporté aucun changement.

Par les soins du Conseil général des hôpitaux de Paris, cette maison a pris un tel accroissement que le nombre des élèves y est annuellement de 120 à 130, celui des accouchements au-dessus de 2,000, et qu'elle est ainsi devenue la première école d'accouchements du monde et le chef-d'œuvre de l'Administration hospitalière. Voici comment Mme La Chapelle, elle même, rend compte, dans l'introduction de son ouvrage, de la manière dont les élèves sont exercées à l'étude de la théorie et de la pratique. Les élèves doivent passer une année entière à l'hospice et un quart environ d'entr'elles double volontairement l'année, on les appelle les anciennes, elles servent à diriger les nouvelles venues, qu'on partage en autant de divisions qu'il y a de ces anciennes.

Les femmes qui arrivent du dehors, sont d'abord touchées par la sage-femme en chef, elles le sont ensuite par une division d'élèves, pour les exercer à cette importante partie de la pratique.

Les accouchements simples sont tous faits par les élèves, en présence de la division et sous la direction de l'ancienne qui leur sert de chef.

Chaque élève soigne pendant sa couche la femme qu'elle a délivrée; à la moindre difficulté la sage-femme en chef est

avertie ; l'accouchement exige-t-il l'emploi des instruments'
c'est elle-même qui opère ; est-il difficile, quoique la main seule
suffise, c'est encore elle qui s'en charge, mais les accouchements
manuels faciles sont terminés sous ses yeux par une ancienne,
en sorte que presque toutes ont avant la fin de leur deuxième
année, fait un accouchement contre nature.

Les cas très épineux qui exigent l'instrument tranchant requiè-
rent la présence du professeur ; si une maladie se déclare dans
les couches, les femmes sont transportées à l'infirmerie ; plusieurs élèves suivent le médecin, notent, jour par jour, les
symptômes, les périodes et la terminaison de la maladie ; elles
s'accoutument ainsi à reconnaître le danger, à le prévenir, et si
non à le combattre, au moins à réclamer à temps les secours de
la médecine.

Quant à l'instruction théorique, le professeur en donne des
leçons à des jours déterminés, mais la sage-femme en chef leur
en donne elle-même une tous les jours. L'élève principale leur
en fait une semblable et les exerce sur le mannequin, à la manœuvre et au maniement des instruments ; enfin, parmi les anciennes, celles qui ont le plus de facilité à s'énoncer et d'aptitude à
s'instruire, sont chargées de faire aux nouvelles arrivées les
répétitions des leçons du professeur, de la sage-femme en chef
et de l'élève principale. L'on voit, comme le remarque fort bien
Mme La Chapelle, combien les répétitions sont plus efficaces que
les seules leçons d'un professeur qui parle du haut d'une estrade
à 120 élèves.

Enfin, pour compléter entièrement l'instruction, l'élève en
médecine, attaché à l'hospice, leur fait des démonstrations sur
l'anatomie générale, sur celle des viscères, sur les muscles de
l'abdomen, sur la saignée et la vaccination qu'il leur enseigne à
pratiquer.

L'on ne tarda pas à voir sortir d'une institution aussi bien
combinée des résultats tels, qu'ils surpassèrent toute attente.
L'on vit, avec surprise, sur tous les points de la France, entrer
dans la pratique, des jeunes sages-femmes solidement instruites
des principes, parlant avec justesse et clarté, opérant avec sang-
froid et dextérité, qualités qui attestaient l'excellence de la
méthode par laquelle on les avait instruites.

Il sortit encore de la maison d'accouchements un ouvrage
classique parfaitement écrit par une femme, Mme Boivin, une
foule d'observations intéressantes, des tableaux très importants pour la statistique de l'art, parce que faits avec beaucoup de soin et de scrupule, ils présentent des quantités
moyennes, prises sur une très grande masse de faits et sont les

documents les plus certains qu'on ait encore possédés, sur les rapports et les proportions des naissances, sur la fréquence relative des accouchements spontanés et artificiels, sur les différentes positions du fœtus et leur influence sur la vie des enfants.

Mais rien n'égale l'admiration qu'excita dans le public médical la publication du premier ouvrage posthume de Mme La Chapelle ; on la savait sage-femme habile, laborieuse, on lui reconnaissait le talent de l'enseignement au plus haut degré, mais peu de personnes eussent jamais soupçonné à quelles hautes conceptions elle a pu s'élever.

Baudelocque avait beaucoup multiplié les diverses positions que peut prendre le fœtus dans le sein de la mère. Mme La Chapelle en a réduit le nombre à celles-là seules que présentait la pratique ; elle a mieux fait encore, elle a distingué les positions primitives des secondaires, et dirigeant l'attention principale sur les premières, elle éclaircit la théorie et simplifie les manœuvres. Il n'est aucun point de l'art difficile et contesté qu'elle n'ait abordé avec un rare bonheur. Son érudition n'est point le luxe des mots, elle est toute entière dans les choses. Elle démêle avec sagacité la part qu'a eu, chaque auteur au développement des vérités positives, et toutes ses discussions sont claires, simples et lumineuses.

Mais c'est surtout dans les nombreuses observations recueillies à la maison d'accouchements que se montre toute l'étendue de son talent.

Le mérite d'une peinture fidèle des faits, d'un style pur, serré et précis, disparaît devant l'intérêt des choses. On la voit auprès du lit de la femme en travail, explorer, examiner, porter son jugement. On la suit dans tous les détails de la manœuvre, aux prises avec toutes les difficultés, et il n'est pas de praticien qui ne se dise alors : c'est bien cela, c'est bien ce que j'ai moi-même éprouvé.

La fortune et la considération dont a joui Mme La Chapelle pendant sa vie, et sa réputation comme écrivain, sont sans doute un beau sujet d'émulation pour les sages-femmes, mais on pourrait, à la rigueur, n'y voir qu'un phénomène, qu'un fait exceptionnel ; aussi sa gloire la plus solide sera toujours d'avoir fondé son enseignement sur de telles bases, et de lui avoir donné une telle direction, que maintenant qu'elle n'est plus, son école, loin de rétrograder, marche vers une perfection indéfinie, et qu'elle ne cesse de prouver par les nombreux sujets qu'elle donne à la pratique, que dans l'art des accouchements les femmes sont susceptibles d'un degré d'instruction dont on ne les avait pas crues capables. C'est ainsi que se trouve éclaircie, si non résolue, la question que nous nous étions proposée.

Convenons cependant, que l'école d'accouchements de Paris, ne peut pas remplir entièrement le but du gouvernement ; la plupart des élèves qui en sortent vont se fixer dans les villes, dans les chefs-lieux des départements et d'arrondissements, où il se trouve beaucoup d'accoucheurs instruits et où leur présence est beaucoup moins nécessaire que dans les villages et les campagnes : c'est là surtout qu'il serait important de placer des accoucheuses intelligentes et instruites, au milieu d'une population disséminée, à de grandes distances des secours de l'art ; population presque toujours abandonnée à des femmes âgées, dont tout le savoir se réduit à quelques pratiques traditionnelles, le plus souvent pernicieuses.

Le seul moyen de procurer cet avantage aux habitants des villages et des campagnes, c'est de créer dans les villes des départements, des écoles où les petites communes puissent envoyer des élèves qui y reçoivent une instruction semblable à celle qu'on leur donne à Paris.

Peu de villes présentaient autant que Marseille les éléments d'une semblable création, mais il fallait les rassembler, les classer, et leur donner l'ensemble et le mouvement ; c'est ce qui a été fait.

Monsieur le comte de Villeneuve vous a exposé l'histoire, l'esprit et le but de la nouvelle institution avec cette clarté et cette précision caractéristiques de l'éloquence de ce magistrat, accoutumé à féconder toutes les idées généreuses. Il a encouragé de tout son pouvoir l'administration des hôpitaux, celle-ci toujours prête à accomplir ce qui est bon et utile, et secondée par M. le marquis de Montgrand, son président, dont la sollicitude embrasse tout ce qui tient à la bienfaisance publique, a pu vaincre toutes les difficultés, réaliser tous les projets, et commencer aujourd'hui l'exécution des plans qu'elle a mûris avec sagesse et qu'elle ne cessera de perfectionner.

Les règlements, calqués sur ceux de la maison de Paris, ont reçu toutes les modifications exigées par les localités, tout y a été calculé et combiné avec une sage prévoyance.

La disposition la plus importante de ces règlements est celle qui ouvre aux pauvres femmes un asile, où après avoir été soignées dans leurs couches, elles recevront encore une layette à leur sortie. Cette disposition, en multipliant le nombre des accouchements, permettra de donner une instruction pratique sans laquelle il n'y a pas de véritable enseignement, en même temps qu'elle associe l'Administration à l'un des actes les plus précieux de la charité publique.

Il n'est point, en effet, de situation plus digne d'intérêt que celle d'une femme en travail, au milieu d'une famille indigente, il n'en est point dans laquelle les besoins soient plus pressants et les privations plus amères.

Tout le monde sait comment les dames de la Société maternelle remplissent leur honorable mission, mais leurs moyens et leur zèle ne sont pas toujours en proportion égale ; la nouvelle mesure qu'elles sont appelées à seconder de toute leur influence, rendra les secours plus efficaces, en leur permettant de les concentrer sur un plus petit nombre de familles.

Pour moi, Messieurs, que l'Administration a bien voulu placer à la tête de cette Ecole naissante, je sens toute l'importance des fonctions que je m'apprête à remplir, et j'aurais peut-être décliné cet honneur, si je ne puisais des motifs de confiance dans les encouragements qu'elle me prodigue tous les jours, et dans le choix qu'elle a fait, pour me seconder, de M. Ducros, dont le talent distingué joint à l'activité de la jeunesse l'expérience que donnent l'habitude des hôpitaux et celle de l'enseignement.

Mes collaborateurs et moi, nous remplirons notre tâche avec zèle, et si nous obtenons quelques succès, si nous parvenons à former des sages-femmes instruites et prudentes, nous aurons recueilli la seule récompense que nous attendions de nos très modestes travaux.

L'Ecole de la Maternité compta 9 élèves pour sa première année. On les retrouve encore le 31 décembre, et le 1er janvier 1827 il en entra 13. Cette année là, 12 sortent de l'hospice, probablement après avoir fini leur instruction et il en reste 10.

L'année 1832, à l'hospice des allées de Meilhan, il en reste 11 et au 1er janvier, il en entre 12 ; 14 sortent après avoir satisfait le Jury qui leur faisait subir des épreuves sérieuses.

Ce mouvement s'explique par le règlement dont la teneur suit.

L'année scolaire commençait le 1er juillet pour finir le 30 juin de l'année suivante. C'est à cette dernière date que l'on tenait une séance solennelle où l'on distribuait des prix aux plus méritantes.

Voici un spécimen de ces distributions des prix, pour l'année 1836 :

La séance s'ouvre par un discours de M. Warrain, administrateur président; dans un style prudhommesque mais plein de bons sentiments. On ne pouvait lui demander plus !

JEUNES ÉLÈVES,

Nous voici arrivés au jour où vous allez recueillir le fruit de vos travaux. Un Jury éclairé va décider de votre mérite.

Présentez-vous avec confiance, reposez-vous sur son équité.

Nous sentons que cette dernière épreuve qui couronne vos études doit exciter chez vous une juste émotion : elle est naturelle. Toutefois sachez la vaincre.

Celles parmi vous qui ont rempli leurs devoirs avec exactitude, qui ont compris combien était grave la carrière qu'elles ont à parcourir, qui s'y sont préparées par l'application et le travail, peuvent être assurées qu'à travers cette émotion le Jury saura distinguer le mérite ; que leur triomphe deviendra la peine la plus sévère qu'on puisse infliger à celles qui, ayant de l'amour-propre, ont apporté de la négligence, de la légèreté, de l'indocilité dans leurs études. Placées au dernier rang de l'examen, repoussées peut-être, elles reconnaîtront que la science a aussi un jour de justice.

Pendant le temps que vous êtes demeurées dans l'Ecole, vous avez assisté à de nombreux concours et vous avez signalé vous-mêmes celles qui, par le travail et par leur succès, acquéraient la réputation de bonne élève. Aujourd'hui vous n'êtes plus au concours ; c'est un examen solennel qui va décider de votre réputation de bonne sage-femme!

Oui, Mesdemoiselles, votre réputation va partir d'ici. On connaîtra bientôt celles qui doivent bientôt s'ouvrir un rang distingué dans l'art des accouchements, et celles qui, succombant au début de la carrière, devront bientôt tomber dans la médiocrité et peut-être dans l'oubli.

Après cet examen, vous allez obtenir votre émancipation ; vous rentrez dans la société pour y exercer votre art ; un brevet vous en donnera le droit, votre conscience vous dira si vous devez en user. Ce n'est plus sous les yeux d'un maître que vous allez opérer ; un guide habile ne sera plus auprès de vous pour conduire votre main ! Livrées à vous-mêmes, à vos propres forces, vous allez prendre la responsabilité de vos actes et cette responsabilité vous paraîtra bien lourde, quand vous jugerez que la vie précieuse d'une mère, que l'existence d'un enfant, que l'espoir d'une famille dépendront de votre habileté ou de votre incurie. Ces quelques mots vous feront comprendre toute l'importance de votre état ; ils vous feront sentir que vous avez besoin d'acquérir de nouvelles instructions, que les leçons qu'on vous a données ici ne sont qu'un acheminement vers des leçons plus profondes, que vous devez chercher, dans l'étude des bons maîtres, dans l'exacte appréciation des faits nouveaux qui se présenteront, dans les accouchements que vous pratiquerez, dans vos propres méditations, dans les sages conseils que vous devez sans cesse solliciter des hommes versés dans la science.

En agissant ainsi vous serezréel lement utilesà la société, vous travaillerez à votre propre renommée, vous ajouterez à celle de l'Ecole qui vous a formées. Que si, au contraire, vous croyez tout savoir en sortant de l'Ecole, si vous croyez que 18 mois de leçons suffisent à votre carrière, vous ne tarderez pas à oublier les saines doctrines et à retomber dans la voie d'une ignorante routine.

Je viens de vous parler des études que demande votre état, permettez-moi de vous dire les devoirs qu'il vous impose. Il exige de vous une bonne conduite, des mœurs sévères, un langage et un maintien décents, des sentiments religieux et un désintéressement sans limites.

Appelées à être utiles à l'humanité vous ne devez jamais compter avec les pauvres, vous devez chercher à obtenir leur bénédiction, avec la même ardeur que vous devez chercher à obtenir l'estime de tout le monde.

Si une famille honnête vous appelle, que votre sagesse, que la pureté de vos mœurs vous obtiennent et sa confiance et son amitié.

Si quelquefois le libertinage vient implorer vos soins, que l'austérité de votre conduite soit un premier et noble exemple qui inspire le repentir et qu'en soulageant le vice, votre vertu le fasse rougir et le corrige.

Rappelez-vous de ces paroles (sic) ; elles sont dites dans votre bien, et je sais que votre cœur les comprend.

N'oubliez jamais l'Administration bienveillante qui vous a protégées et qui n'a jamais eu d'autre pensée, d'autre désir que ceux d'assurer votre bien-être dans l'avenir, en même temps qu'elle a voulu répandre dans les communes rurales l'art, si arriéré chez elles, des accouchements.

Vous dire de conserver de la reconnaissance pour les maîtres qui vous ont instruites serait faire injure à votre cœur. Plusieurs d'entre vous ont reçu leurs premières leçons de la maîtresse qui précéda Mme Villeneuve ; de cette maîtresse habile dont l'Ecole déplore encore la perte et dont le souvenir restera ineffaçable chez tous ceux qui aiment et honorent la science.

Pour moi, organe aujourd'hui de la Commission Administrative, c'est pour la dernière fois que je préside à ces examens. Mes fonctions vont expirer. Je céderai à d'autres plus dignes que moi la direction de la maison. Ils y apporteront plus de lumière, plus d'économie, non pas plus de désir de bien faire ; mais ils n'auront pas l'avantage que j'ai aujourd'hui de me faire entendre sous ce toit qu'éleva la bienfaisance, dans cette maison que l'ami des pauvres édifia pour eux et que la philanthropie la plus douce sous le titre touchant de la *Maternité* avait consacré à l'instruction des sages-femmes et au soulagement des malheureux.

M. Villeneuve, comme chirurgien en chef dudit hospice, a donné lecture du compte-rendu des faits qui se sont passés dans cet établissement, pendant l'année scolaire de 1835 à 1836.

Après cette lecture, MM. les Professeurs de l'Ecole secondaire de Médecine, formés en jury d'examen, conformément au titre 4 du règlement précité, interrogent les Elèves dans l'ordre ci-après désigné :

Mlles Gancia,	Mlles Bonfillon,
» Hermitte,	» Cassely,
» Sauvecanne,	» Linossier,
» Matheron,	» Barême.

Par cet interrogatoire, MM. les Membres du Jury ayant déclaré être suffisamment éclairés sur la capacité de ces Elèves, celles-ci n'ont pas été appelées à faire la manœuvre des accouchements sur le mannequin.

D'après la décision du Jury, les Elèves sus-nommées ont mérité d'obtenir le certificat de capacité.

Ces certificats, dressés et signés, tant par les Professeurs de l'Ecole secondaire de Médecine que par les Membres de la Commission Administrative, ont été remis aux Elèves séance tenante.

Conformément à l'article 31 du Règlement, il a été procédé au concours pour la distribution des prix, de la manière suivante :

MM. les Membres du Jury ont posé la question ci-après énoncée, à laquelle chaque élève a été appelée successivement à répondre verbalement pendant un quart d'heure.

Cette question est ainsi conçue :

« De la délivrance naturelle ? »

Cet examen achevé, MM. les Membres du Jury ont fait leur rapport par écrit sur le mérite des Élèves.

Il conste de ce rapport ce qui suit :

> Mlle Gancia, 1er prix ;
> » Barème, 2me prix ;
> » Cassely, 3me prix ;
> » Sauvecanne, memtion honorable.

En conséquence, la Commission délibère de décerner :

1° A Mlle Gancia, le 1er prix d'instruction, consistant dans l'ouvrage de Mme La Chapelle (pratique des accouchements), 3 volumes ;

2° A Mlle Barème, le 2me prix d'instruction, consistant dans l'ouvrage de Velpeau (traité complet des accouchements), 2 volumes ;

3° A Mlle Cassely, le 3me prix d'instruction, consistant dans l'ouvrage de Capuron (Maladies des enfants), 1 volume ;

4° A Mme Sauvecanne, une mention honorable au présent procès-verbal ;

5° A Mlle Barème, prix d'honneur, comme ayant été dans ses leçons huit fois première sur dix. Ce prix consiste dans l'ouvrage de Mme Boivin et M. Dugès (Maladies de l'utérus).

Comme prix de bonne conduite et de vigilance clinique :

6° A Mlle Barème, 1er prix, consistant dans l'ouvrage de Beaudeloque (2 volumes) ;

7° A Mlle Sauvecanne, 2me prix, consistant dans l'ouvrage de Velpeau (2 volumes) ;

8° A Mlle Linossier, 3me prix, consistant dans l'ouvrage de Capuron (Maladie des enfants) ;

9° A Mlle Hermitte, une mention honorable au procès-verbal.

Après la remise des ouvrages aux sus-nommées, la séance est levée et le procès-verbal est signé par le Vice-Président semainier avec le Secrétaire.

Signé : WARRAIN, vice-prés^t semainier ;
PETIT, secrétaire en chef.

Voici maintenant la copie du règlement pour les cours d'accouchements établis à l'hospice de la Maternité de Marseille (1).

(1) 1826. — A^de Brebion, imp. du Roi, de Mgr l'Evêque et des hôpitaux, sur le Cours, n° 4.

TITRE I.

*Du Cours d'Accouchement et des Elèves
qui y sont admises.*

ARTICLE PREMIER.

Le Cours d'Accouchement établi à l'Hospice de la Maternité, est destiné à former des Sages-Femmes pour le département.

ART. 2.

On y enseigne :
1. La théorie et la pratique des accouchements ;
2. La Vaccination ;
3. La Saignée ;
4. La connaissance des plantes usuelles plus, particulièrement destinées aux femmes enceintes et en couches.

ART. 3.

L'année scholaire commence le premier juillet, et se compose de deux Cours de six mois chacun, dont le premier finit le 31 décembre et le second le 30 juin.

Les examens, la délivrance des certificats de capacité et la distribution des prix ont lieu à cette dernière époque.

ART. 4.

Les Elèves admises à la Maternité pour y suivre le Cours d'Accouchement, y sont entretenues, au moins pendant un an, à leurs frais, ou aux frais des communes qui les y enverront,

ART. 5.

Elles sont logées, nourries, éclairées, chauffées en commun, fournies de linge de lit et de table, et blanchies dans l'établissement, au moyen d'une pension annuelle de 450 fr., payables par semestre et d'avance, entre les mains du Receveur de l'Administration des Hôpitaux.

ART. 6.

Les Elèves admises à la Maternité pour suivre le Cours d'Accouchement, doivent réunir les conditions suivantes :
1. Etre âgée de 18 ans révolus et ne pas excéder 35 ans ;
2. Savoir lire et écrire ;
2. Etre de bonne vie et mœurs.

Il n'y aura d'exception pour l'âge qu'à l'égard des femmes qui, exerçant déjà l'état d'Accoucheuse depuis un certain nombre d'années et se trouvant rejetées par le Jury médical, seront renvoyées à la Maternité pour y compléter leur instruction.

Aucune femme enceinte ne pourra être reçue comme Elève à la Maternité.

ART. 7.

Les conditions exigées par l'article précédent seront constatées par le dépôt au Secrétariat de l'Administration des Hôpitaux.

1. De l'acte de naissance des Elèves; si elles sont mariées ou veuves, de leur acte de mariage ou de l'acte de décès de leur époux;

2. D'un certificat de moralité délivré par le Maire de leur commune, contenant en outre l'attestation que l'Elève sait lire et écrire.

ART. 8.

Les Elèves seront admises à la Maternité, où elles devront être rendues du 1er au 10 juillet, sur l'ordre de l'Administration des Hôpitaux, à qui elles seront tenues de justifier :

1. De l'arrêté portant leur nomination, si elles sont entretenues aux frais d'une commune;

2. Du consentement, s'il y a lieu, de leur père, mère, mari ou tuteur, et de la preuve qu'elles ont les moyens d'acquitter la pension, si elles sont entretenues à leurs frais ou à ceux de leur famille.

ART. 9.

Indépendamment de la pension annuelle, les Elèves ou leur famille, et les communes pour les Elèves qu'elles entretiendront, feront compter à l'Agent de Surveillance de l'établissement les fonds nécessaires pour qu'il soit remis à chaque Elève :

	F.	C.
1. Le Catéchisme de Bodeloque	6	25
2. Le grand ouvrage du même auteur	19	50
3. Le Mémorial sur l'art des Accouchemens	10	»

4. Les instrumens ci-après désignés, nécessaires à l'exercice de la profession de Sage-Femme :

	F.	C.		
Une sonde pour femme............	4	50		
Une paire de ciseaux..............	3	»		
Un tube laringien..................	8	»	25	25
Une seringue.....................	8	»		
Une canule à injection............	1	75		
			61	»

TITRE II.

Du Chirurgien en chef de la Maternité, professeur de l'Ecole d'Accouchement, et de la maîtresse Sage-Femme.

ART. 10.

L'enseignement des Elèves Sages-Femmes est confié au Professeur des Cours d'Opération et d'Accouchemens de l'Hôtel-Dieu, remplissant, en cette qualité, la place de Chirurgien en chef de la Maternité, et à une maîtresse Sage-Femme.

ART. 11.

La maîtresse Sage-Femme résidera dans l'établissement. Elle y sera nourrie, chauffée et blanchie, et jouira d'un traitement en argent de 600 fr. par an.

ART. 12.

Cette place sera donnée au Concours.

Le Concours aura lieu devant les Professeurs de l'Hôtel-Dieu, réunis en Jury d'examen, en présence de l'Administration, qui sur le rapport du Jury, nommera sous l'approbation du Préfet

TITRE III.

De l'Instruction.

ART. 13.

Le Professeur fera un Cours d'Accouchement dans chacun des deux semestres qui composent l'année scholaire

ART. 14.

Il donnera deux leçons par semaine, pendant lesquelles il instruira les Elèves des principes de l'art.

La maîtresse Sage-Femme donnera aussi, chaque jour, des leçons de théorie dans l'ordre desquelles elle sera dirigée par le Professeur.

ART. 15.

Indépendamment des leçons théoriques et élémentaires, les Elèves seront exercées au manuel des Accouchements par la maîtresse Sage-Femme.

ART. 16.

Toutes les Elèves seront appelées, à leur tour, aux Accouchements qui se font dans l'établissement; mais elles ne seront admises à opérer, même dans les cas les plus ordinaires, qu'elles n'aient été reconnues, par le Professeur, avoir les connaissances requises, et aucun Accouchement n'aura lieu de la part des Elèves qu'en présence de la maîtresse Sage-Femme ou du Professeur.

ART. 17.

Deux Elèves seront admises auprès de chaque femme en travail; mais, autant qu'il sera possible, on associera les moins instruites à celles qui auront acquis le plus de connaissances.

ART. 18.

Toutes les fois que l'Accouchement sera jugé impossible par les seules forces de la mère, ou qu'il y aura nécessité de l'opérer, les Elèves y seront appelées dans tel nombre que la Sage-Femme ou le Chirurgien en chef le jugera convenable.

ART. 19.

La maîtresse Sage-Femme opérera ces sortes d'Accouchemens, si elle n'entrevoit aucun danger pour la mère ou pour l'enfant, ou de très grandes difficultés pour l'exécution; mais dans chacun de ces cas, et à moins qu'il n'y eût un danger plus imminent pour différer l'opération, pour attendre le Chirurgien en chef, elle le faira appeler de suite.

ART. 20.

Les Elèves de tour ne pourront quitter les femmes accouchées que deux heures après la délivrance; l'une d'elles restera constamment auprès de l'accouchée, pour veiller aux accidents qui pourraient survenir et faire appeler à propos la maîtresse Sage-Femme; l'autre Elève sera chargée de donner ses soins à l'enfant.

ART. 21.

Les mêmes Elèves seront tenues de visiter l'accouchée trois fois par jour, le matin, à midi et le soir, afin d'observer tout ce que présente l'état ordinaire des couches, d'en faire part à la maîtresse Sage-Femme et au Chirurgien en chef, lors de leurs visites respectives, et de rédiger avec exactitude les bulletins de clinique.

ART. 22.

Il sera tenu, chaque jour, des notes sur les Accouchements qui auront lieu dans l'Hospice. Ces notes seront rédigées, suivant le cas, par les Elèves qui auront fait les Accouchements, par la maîtresse Sage-Femme ou le Professeur.

ART. 23.

Les Elèves seront formées à la pratique de la saignée, autant que les occasions de l'exercer dans l'établissement pourront se présenter.

ART. 24.

Afin de procurer aux Elèves une instruction convenable sur la vaccination, il sera pris chaque semaine, parmi les enfants admis à la Maternité, quatre sujets qui seront vaccinés par les Elèves. Elles seront appelées à tour de rôle à cette opération, qui aura toujours lieu en présence du Professeur.

ART. 25.

Les Elèves de tour visiteront, chaque jour, les enfants qu'elles auront vaccinés, afin d'observer les progrès et les succès de la vaccination.

TITRE IV.

Des Examens, des Certificats de Capacité, de la Distribution des Prix et de la Faculté d'exercer.

ART. 26.

A la fin de chaque année scholaire, les Elèves seront examinées par les Professeurs de l'Hôtel-Dieu, réunis en Jury, en présence de l'Administration.

ART. 27.

Les Membres du Jury interrogeront tour à tour chaque Elève sur toutes les parties de l'art, et tiendront séparément des notes sur leur capacité.

ART. 28.

L'examen terminé, les Membres du Jury, après avoir délibéré entr'eux, consigneront leur décision dans un procès-verbal et délivreront un certificat de capacité à celles des Elèves qui l'auront mérité.

ART. 29.

Les certificats seront échangés, après examen et sans frais, par le Jury médical du département, contre des diplômes de Sage-Femme.

ART. 30.

Indépendamment des certificats de capacité, il sera délivré aux Elèves des certificats constatant leur temps d'étude, la conduite qu'elles auront tenue dans l'Hospice et les prix qu'elles auront remportés.

Ces certificats, délivrés sans frais, seront signés par le Professeur et la maîtresse Sage-Femme, et seront visés par l'Administration des Hôpitaux.

ART. 31.

Lorsque le Jury d'examen aura arrêté la délivrance des certificats de capacité par son procès-verbal, il fera subir, s'il le juge convenable, un nouvel examen aux Elèves les plus instruites, afin de fixer son choix pour la distribution des prix, laquelle aura lieu, ainsi qu'il est prescrit par l'article 18 de l'arrêté Ministériel du 27 juillet 1843, relatif aux Cours de Médecine et de Chirurgie établis à l'Hôtel-Dieu.

ART. 32.

En attendant la réunion du Jury médical du département, les Elèves, munies des certificats de capacité, pourront être autorisées, par le Préfet, à exercer les fonctions d'Accoucheuse.

ART, 33.

Les Elèves dont les frais d'instruction auront été supportés par une commune, devront y fixer leur résidence.

TITRE V.

De la Police de l'Ecole.

ART. 34.

Les Elèves sont placées sous la direction et surveillance spéciale de la maîtresse Sage-Femme pendant tout le temps qu'elles resteront à la Maternité.

Elles seront tenues de se conformer au règlement de police intérieure, pour l'ordre et la discipline des Cours et de l'Etablissement.

ART. 35.

Pendant l'année de leur résidence, les Elèves ne peuvent sortir de l'établissement, à moins qu'elles ne soient demandées par leur père ou par leur mère en personne, et celles qui sont mariées, par leur mari, en se conformant, en tous cas, aux règles qui sont prescrites.

ART. 36.

La permission de sortie sera donnée par l'Administrateur de service à la Maternité, d'après l'avis de la maîtresse Sage-Femme. Dans le cas ou l'Elève ne rentrerait pas dans la journée, elle serait renvoyée de l'Ecole.

ART. 37.

Une Elève ne pourra obtenir plus de six fois la permission de sortir dans le cours d'une année scholaire.

ART. 38.

Les Elèves ne pourront recevoir qu'au parloir leurs parents et amis, en présence de la surveillante chargée de cet emploi, et hors des heures consacrées aux leçons et à la pratique

ART 39.

Il sera rendu compte chaque trimestre à l'Administration des Hôpitaux, par le Professeur et la maîtresse Sage-Femme, des progrès et de la conduite de chaque Elève.

ART. 40.

Il sera établi une chambre de discipline pour servir de punition dans les cas prévus par le règlement de police intérieure.

Pendant leur séjour à la chambre de discipline, les Elèves ne pourront avoir aucune communication avec leurs compagnes et ne sortiront de la chambre que pour les heures des leçons.

ART. 41.

Les punitions qui pourront être infligées selon la gravité des fautes, sont :

1. La privation du parloir pour un ou plusieurs jours, ou même pour toute l'année scholaire ;

2. La privation de la faculté de sortir, quant à celles qui seraient dans le cas de l'obtenir en vertu du règlement ;

3. La chambre de discipline pour 24 heures, ou pour plusieurs jours ;

4. L'exclusion des examens ;

5. Le renvoi de l'Ecole.

ART. 42.

La privation d'un à trente jours de parloir ; d'un jour de sortie, pour celles des Elèves qui seraient susceptibles d'obtenir cette faveur ; le séjour à la chambre de discipline pour un à trois jours, pourront être infligés par le Professeur ou la maîtresse Sage-Femme.

Le séjour dans la chambre de discipline pour huit jours, au plus ; la privation de deux ou trois sorties, ou du parloir pendant plus d'un mois et pour trois mois au plus, pourront être autorisés par l'Administrateur de service à la Maternité, sur le rapport du Professeur ou de la maîtresse Sage-Femme.

Le séjour dans la chambre de discipline pendant plus de huit jours ; la privation absolue de sortie ou de parloir pendant toute l'année scholaire, ne pourront être infligés que par l'Administration des Hôpitaux, sur le rapport de l'Administrateur de service à la Maternité.

Enfin, l'exclusion des examens et le renvoi de l'Ecole seront prononcés par le Préfet, sur le compte qui lui sera rendu, par l'Administration des Hôpitaux, des faits qui devront donner lieu à cette punition. Lorsque le renvoi d'une Elève sera demandé, elle sera mise à la chambre de discipline, en attendant la décision à intervenir.

Délibéré par l'Administration des Hôpitaux et Hospices de Marseille, le 22 mai 1818.

Signés AZAR, *Présid.*, et J.-B. CASENEUVE, S^{re}-G^l.

Vu par nous Préfet du département des Bouches-du-Rhône.
Marseille, le 13 juin 1818.

Signé Cte DE VILLENEUVE.

Vu et approuvé par nous Sous-Secrétaire-d'Etat au département de l'intérieur. Paris, 3 juillet 1818.

Signé Cte CHABROL.

Pour ampliation :
Le Préfet du département des Bouches-du-Rhône,
Cte DE VILLENEUVE.

Ce Règlement n'a guère changé depuis cette époque.

Le nombre des élèves, soumises à ces conditions et cette discipline, a varié suivant les années, mais sur une durée de 50 ans, il a été en moyenne de 19 ou 20 ; — quelques fois ce chiffre est descendu à 13, même 12 l'année 1871, année de la guerre ; d'autres fois, il est monté à 23, et même après 1859, probablement à cause de l'annexion de Nice et de la Savoie, à 26 et 27, — Depuis 3 ans nous en avons en 19.

Je ne crois pas que le nombre soit limité par la Commission Administrative des Hospices, mais dans ses prévisions, elle n'affecte qu'une vingtaine de lits à ces élèves, l'installation actuelle n'en comporte pas davantage.

Voici l'extrait du règlement général du service intérieur des hospices qui concerne notre école :

TITRE III.

Dispositions particulières à l'École d Accouchement.

CHAPITRE PREMIER.

*Objet de l'École. Conditions d'admission
des Élèves.*

ART. 128.

Une Ecole d'accouchement est établie à l'Hospice de la Maternité.

Cette Ecole a pour objet de former des sages-femmes.

Art. 129.

On y enseigne :
1° La théorie et la pratique des accouchements ;
2° La vaccination ;
3° La saignée ;
4° La connaissance des plantes usuelles plus particulièrement destinées aux femmes enceintes et en couches.

Art. 130.

L'année scolaire commence le 1ᵉʳ novembre et finit le 31 août.
C'est à cette dernière époque qu'ont lieu les examens et la distribution des prix.

Art. 131.

Les Elèves admises à la Maternité pour y suivre le cours d'accouchements, y sont entretenues à leurs frais ou aux frais des départements ou communes qui les y envoient.

Art. 132.

Elles sont logées, nourries, éclairées, chauffées en commun, fournies de linge de lit et de table, et blanchies dans l'Etablissement au moyen d'une pension annuelle de 450 francs, payable par semestre et d'avance entre les mains du Receveur des Hospices.
L'Administration exigera que cette pension soit garantie.

Art. 133.

Les Elèves doivent réunir les conditions suivantes :
1° Etre âgé de 18 ans révolus et ne pas excéder 35 ans;
2° Savoir lire et écrire correctement ;
3° Etre de bonne vie et mœurs.

Art. 134.

Les conditions exigées par l'article précédent sont constatées par le dépôt au Secrétariat de la Commission Administrative des Hospices :
1° De l'acte de naissance des élèves; si elles sont mariées ou veuves, de l'acte de leur mariage ou de l'acte de décès de leur mari ;
2° D'un certificat de moralité, délivré par le Maire de la commune de leur résidence, depuis moins d'un mois.
Les élèves sont tenues de passer un examen devant la Commis-

sion Administrative, qui s'assurera qu'elles remplissent toutes les conditions prescrites par l'article précédent.

ART. 135.

Si les Elèves sont mineures ou mariées, elles doivent produire de plus le consentement de leur père, mère, tuteur ou mari.

ART. 136.

Celles qui sont entretenues aux frais de leur commune ou de leur département, doivent produire l'arrêté de leur nomination comme boursières.

ART. 137.

Indépendamment de leur pension annuelle, les élèves devront se pourvoir des livres classiques et instruments qui sont indiqués par le Professeur d'accouchement.

CHAPITRE II.

Enseignement des Elèves et devoirs qu'elles ont à remplir envers les femmes accouchées.

ART. 138.

L'enseignement des Elèves sages-femmes est confié :
A un Professeur ;
A un Professeur-adjoint ;
A une Maîtresse sage-femme ;
Les fonctions de Professeur et de Professeur-adjoint sont remplies par le Chirurgien titulaire et le Chirurgien de la Maternité.
La Maîtresse sage-femme doit consacrer tout son temps au service de la Maternité et de l'Ecole.
Elle n'est pas autorisée à faire des accouchements en dehors de ces établissements et ne doit point avoir de clientèle.

ART. 139.

Le Professeur, ou à défaut son Adjoint, donne deux leçons par semaine, pendant lesquelles il instruit les Elèves des principes de l'art des accouchements. *(Mardi et Vendredi).*
La Maîtresse sage-femme donne aussi, chaque jour, des leçons de théorie, dans l'ordre desquelles elle est dirigée par le Professeur.

Les heures des cours et des leçons sont fixées de 10 à 11 heures du matin.

Indépendamment des leçons théoriques et élémentaires, les Elèves sont exercées au manuel des accouchements par la Maîtresse sage-femme.

Art. 140.

Toutes les Elèves sont appelées, à leur tour, aux accouchements qui se font dans l'Etablissement ; mais elles ne sont pas admises à opérer, même dans les cas les plus extraordinaires, si elles n'ont été reconnues, par le Professeur, avoir les connaissances requises.

Aucun accouchement n'a lieu, de la part des Elèves, qu'en présence de la Maîtresse sage-femme ou du professeur.

Art. 141.

Deux Elèves sont admises auprès de chaque femme en travail ; mais, autant qu'il est possible, on associe les moins instruites à celles qui ont acquis le plus de connaissances.

Art. 142.

Tous les jours et toutes les nuits une Elève est de garde dans la salle des femmes accouchées.

Chacune des Elèves est appelée, à son tour, à faire ce service, établi par un état de roulement, arrêté par la maîtresse sage-femme.

L'Elève de garde a pour signe distinctif le tablier blanc.

Art. 143.

Toutes les fois que l'accouchement est jugé impossible par les seules forces de la mère, ou qu'il y a nécessité de l'opérer, les élèves y sont appelées dans tel nombre que la sage-femme ou le Professeur le juge convenable.

Art. 144.

La Maîtresse sage-femme opère ces sortes d'accouchements, si elle n'entrevoit aucun danger pour la mère ou pour l'enfant, ou de très grandes difficultés pour l'exécution ; mais dans chacun de ces cas, elle fait appeler le Chirurgien de la Maternité, à moins qu'il n'y ait danger à différer l'opération et à attendre la venue du Chirurgien.

Les Elèves désignées par la Maîtresse sage-femme ne peuvent quitter les femmes accouchées que deux heures après la délivrance; l'une d'elles reste constamment auprès de l'accouchée pour veiller aux accidents qui peuvent survenir et faire appeler à propos la Maîtresse sage-femme. L'autre élève est chargée de donner ses soins à l'enfant.

ART. 145.

Les mêmes Elèves sont tenues de visiter l'accouchée trois fois par jour, le matin, à midi et le soir, afin d'observer tout ce que présente l'état ordinaire des couches, d'en faire part à la Maîtresse sage-femme et au chirurgien, lors de leurs visites respectives, et de rédiger, avec exactitude, les bulletins de clinique.

ART. 146.

Il est tenu, chaque jour, des notes sur les accouchements qui ont lieu dans l'Hospice. Ces notes sont rédigées, suivant les cas, par les Elèves qui ont fait les accouchements, par la Maîtresse sage-femme ou le Professeur, et déposées dans les Archives Hospitalières.

ART, 147.

Les Elèves sont formées à la pratique de la saignée autant que les occasions de l'exercer dans l'Etablissement peuvent se présenter.

ART. 148.

Afin de procurer aux Elèves une instruction convenable sur la vaccination, il est pris, chaque semaine, parmi les enfants admis à la Maternité, quatre sujets qui sont vaccinés par les élèves. Elles sont appelées, à tour de rôle, à cette opération qui a toujours lieu en présence du Professeur.

Les élèves de garde visitent chaque jour les enfants qu'elles ont vaccinés, afin d'observer les progrès et le succès de la vaccination.

CHAPITRE III.

Examens. Distribution des Prix.

ART. 149.

A la fin de chaque année scolaire. Les Elèves sont examinées en présence de l'Administration des Hospices, par un Jury composé du Professeur d'accouchements, du Professeur-adjoint et de trois autres membres du Corps Médical des Hôpitaux.

ART. 150.

Les membres du Jury interrogent, tour à tour, chaque élève, sur toutes les parties de l'art des accouchements et tiennent séparément des notes sur leur capacité.

ARR. 151.

L'examen terminé, les membres du Jury, après en avoir délibéré entr'eux, consignent leur décision dans un procès-verbal.

ART. 152.

Il est délivré aux élèves des certificats constatant le résultat de l'examen, le temps de leurs études, la conduite qu'elles ont tenue dans l'Ecole et les prix qu'elles ont remportés.

Ces certificats sont délivrés sans frais, signés par le Professeur et la Maîtresse sage-femme et visés par l'Administration des Hospices.

ART. 153.

A la suite des examens, un concours est ouvert, séance tenante, entre les élèves les plus instruites, pour la distribution des prix.

CHAPITRE IV.

Police de l'Ecole.

ART. 154.

Les élèves sont placées sous la direction et surveillance spéciale de la Maîtresse sage-femme, non seulement pour ce qui concerne les études et le service de santé, mais encore pour ce qui est relatif au maintien du bon ordre, à l'entretien de la propreté, et généralement pour tout ce qui tient à la police et à la bonne tenue de l'établissement.

La Maîtresse sage-femme est placée sous l'autorité de la Supérieure locale, agent de surveillance de l'Hospice.

ART. 155.

Pendant le séjour à l'Ecole, les élèves ne peuvent sortir de l'Etablissement à moins qu'elles ne soient demandées par leur mère ou leur tuteur, et celles qui sont mariées par leur mari.

Art. 156.

La permission de sortie est donnée par l'Administration, d'après l'avis de la Maîtresse sage-femme et de l'agent de surveillance.

Art. 157.

Les Élèves sorties en permission doivent rentrer dans la journée, à moins d'empêchement dont l'appréciation appartient à l'Administration.

Att. 158.

L'entrée dans le local de la Maternité est interdite à toutes les personnes étrangères au service hospitalier.

La Maîtresse sage-femme et les Élèves ne peuvent recevoir leurs parents et amis qu'au parloir.

Les Élèves ne pourront recevoir de visites que deux fois par semaine, de 1 heure à 2 heures, les jeudi et dimanche.

Aucune élève ne doit quitter la femme en couches près de laquelle elle aura été placée, pour se rendre au parloir.

Art. 159.

Les Élèves se lèvent le matin à 6 heures et se couchent le soir à 9 heures.

Art. 160.

Les Élèves prennent leurs repas avec la Maîtresse sage-femme, qui préside la table et y maintient le bon ordre.

Art. 161.

Il est rendu compte, à chaque trimestre, dans un rapport adressé à l'Administration, par le Professeur et la Maîtresse sage-femme, du progrès et de la conduite de chaque élève.

Ce rapport est visé par l'Agent de surveillance, qui y ajoute ses observations.

Art. 162.

Les punitions qui peuvent être infligées, selon la gravité des fautes, sont :

1° La privation du parloir ;
2° La privation de la faculté de sortir ;
3° Le renvoi de l'Ecole.

La privation d'un à trente jours de parloir, d'un jour de sortie, peut être infligée par l'Agent de surveillance, le Professeur et la Maîtresse sage-femme.

Les punitions plus fortes ne peuvent être prononcées que par l'Administration.

Comme on le voit ce règlement diffère peu du premier ; encore même est-il tombé en désuétude, en ce sens qu'il s'est modifié, par l'usage, sur bien des points, excepté en ce qui concerne la discipline.

Quant aux moyens d'instruction, ils se répartissent sous notre direction, de la façon suivante : — Le Professeur fait la visite des accouchées tous les jours et le cours théorique d'accouchements quatre fois par semaine. Les leçons durent une heure environ et ont lieu les lundi, mardi, mercredi et vendredi, à 11 h. du matin, à l'issue de la visite. Le jeudi est réservé à la vaccination des enfants de la Maternité, de la section d'allaitement ou de tous autres que l'on présente. Elle a lieu de bras à bras, et est faite, sous les yeux du Professeur ou de la Maîtresse sage-femme, par les élèves à tour de rôle.

Le cours est complet chaque année, mais la durée du séjour des élèves accoucheuses à la Maternité est de deux ans. Elles peuvent ainsi, dans la seconde année, revoir les matières enseignées l'année précédente et se familiariser avec toutes les questions qui sortent de la pratique ordinaire.

Nous tachons de les habituer le plus possible à la pratique de l'antisepsie obstétricale, non seulement par nos recommandations incessantes, mais encore en prêchant d'exemple et en y tenant la main rigoureusement.

On n'admet, au grand profit d'ailleurs de la régularité du service, que des élèves internes ; celles-ci sont divisées en sections, comprenant deux anciennes et deux nouvelles, de sorte qu'elles voient un grand nombre d'accouchements la première année, et aident à les faire ; tandis que la deuxième, elles les font elles-mêmes, toujours sous la haute direction de la sage-femme en chef. Chaque élève voit ainsi, durant son séjour dans l'Etablissement, 90 à 100 accouchements et en pratique elle-même de 40 à 50.

Pour les accouchements où il faut intervenir, soit manuellement, soit artificiellement, le chirurgien professeur est appelé et juge s'il doit. sous ses yeux et en en prenant la responsabilité, faire exécuter la manœuvre par la Maîtresse sagefemme, l'interne du service ou une des élèves.

Pour maintenir l'émulation parmi ces dernières, outre les interrogations du Professeur, il y a chaque année une séance solennelle de distribution de prix, donnés aux plus méritantes, après examen devant un jury médical, présidé par la Commission administrative.

Cette institution a fourni jusqu'ici d'excellents résultats, et l'Administration a lieu d'être satisfaite.

Toutes nos élèves vont à Montpellier prendre leur diplôme de 1re classe ; depuis dix ans, une seule a été refusée. Ces deux dernières années, au contraire, toutes ont été reçues, quelquesunes avec la mention bien, trois avec la mention très bien.

CHAPITRE VI

Nous avons reproduit, sous forme de tableaux, dans le quatrième chapitre, les résultats de la pratique de notre maître, le docteur Villeneuve père, et pour présenter une statistique d'un demi-siècle, nous avons ajouté deux années dont les documents nous ont été fournis par les cahiers de la Maternité. Nous pensons que ces tableaux peuvent se passer de commentaires et présentent une image fidèle des faits intéressants qui ont eu lieu dans le service d'accouchements, durant ces cinquante années. Plus loin nous rapprocherons les chiffres qu'ils nous fournissent, d'autres statistiques ; mais nous allons d'abord étudier la période quinquennale de 1882 à 1886, qui sera pour nous une base de comparaison avec les résultats obtenus dans quelques maternités de France et de l'étranger.

Résumé de 5 années de la Maternité de Marseille

ANNÉES	Accou- chées	Primi- pares	Multi- pares	Avorte- ments	Accou- chements	Parturi- tions	Décès maternels	Mortalité pour cent
1882	289	109	180	8	281	283	8	2,79
1883	305	130	175	19	286	289	14	4,59
1884	310	143	197	18	322	329	12	3,52
1885	337	153	184	10	327	331	6	1,78
1886	368	173	195	15	353	355	13	3,53
5 Années	1639	708	931	70	1569	1587	53	Moyenne des 5 années 3,24 %
		1639			1639			

Soit 18 accouchements gémellaires ou 1,09 0/0.

Causes des décès maternels

Les 53 décès maternels de cette période quinquennale se répartissent de la façon suivante, eu égard à la cause de la mort :

Par péritonite.... 21
» fièvre. typh^{de} 4
» pneumonie .. 3 dont 1 cardiaque
» phthisie 3me p^{ode} 1
» variole 1

Par érysipèle 2
» éclampsie.... 3
» manuœvres.. 6 épuisement, rupture, hémorrhagie.
» bassin rachit. 2
» indéterminées 10

Enfants

ANNÉES	GARÇONS vivants	GARÇONS morts	FILLES vivantes	FILLES mortes
1882	118	14	140	18
1883	129	30	126	22
1884	161	26	137	21
1885	151	30	147	12
1886	152	39	152	25
5 années	711	139	702	98
	850		800	
	1650 7 indéterminés 1657			

Soit { 1.413 enfants vivants — 237 » morts } { Soit 14,36 0/0 de mortalité en comptant les avortons.

La mortalité est plus grande dans le sexe mâle 16,35 0/0 que dans le féminin 12,25 0/0.

Présentations

Vertex	Premières..... 1222		1508	91 0/0
	Secondes..... 285			
Pelvis..			78	4,7 0/0
Tronc	Épaule gauche 12		22	1,32 0/0
	» droite 9			
	Plié........ 1			
Face			7	0,42 0/0
Indéterminées			42	
			1657	97,44 0/0

Comme 42 fois la présentation n'a pu être indiquée ou contrôlée, nous n'avons pu donner une moyenne plus approximative, mais si l'on retranche ces 42 cas on a, sur un total de 1615 parturitions, les proportions suivantes :

Vertex......	93,37 0/0
Pelvis.......	4,83 0/0
Tronc......	1,36 0/0
Face............	0,43 0/0

Accouchements et Avortements

ANNÉES	A TERME	A 8 MOIS 1/2	A 8 MOIS	A 7 MOIS 1/2	A 7 MOIS	A 6 MOIS 1/2	A 6 MOIS	A 5 MOIS 1/2	A 5 MOIS	A 4 MOIS 1/2	A 4 MOIS	A 3 MOIS	AU DESSUS OU ?
1882	229	17	15	7	13	1	3	»	2	»	»	2	»
1883	246	8	23	3	6	5	7	1	3	1	2	»	»
1884	273	16	24	3	6	5	6	»	2	2	1	1	1 ?
1885	284	4	27	2	10	2	4	1	»	»	2	»	1 ?
1886	302	6	28	4	13	1	6	»	4	»	»	1	3 ?
	1334	51	117	19	48	14	26	2	11	3	5	4	5 ?

235 accouch.ˢ avant terme — 70 avortements

1334 accouchements à terme — 305

1639 accouchées

Si aux 1334 accouchements à terme on ajoute les 51 de 8 mois 1/2, on a 1385 accouchements près du terme sur lesquels on peut calculer plus rigoureusement la fréquence relative des Présentations, c'est ainsi qu'on aura sur ce chiffre :

Vertex	1324	(dont 275 secondes).	Soit	94,91 0/0
Pelvis.	34	» »	—	2,43 0/0
Tronc.	16	» »	—	1,14 0/0
Face . . . . . . s	7	» »	—	0,50 0/0
Indéterminées.	14	» »	—	1, » 0/0
Ces 1385 accou^{ts} ont fourni	1395	parturitions		99,98 0/0

Voici le détail du précédent tableau.

1882	246 accouch^{ts} à terme ou près du terme (8 m.1/2) 247 parturitions						239 vertex dont 79 secondes	5 pelvis	1 tronc	1 face	1 ?
1883	254	»	»	»	»	»	255	»	238 » » 44 »	7 »	5 »	— »	5 »
1884	289	»	»	»	»	»	294	»	275 » » 63 »	10 »	4 »	1 »	— »
1885	288	»	»	»	»	»	201	»	275 » » 40 »	5 »	2 »	3 »	6 »
1886	308	»	»	»	»	»	308	»	293 » » 49 »	7 »	4 »	2 »	2 »
5 années	1385						1395		1324 dont (275) »	34 »	16 »	7 »	14 ?

Les secondes du vertex sont de 20,77 °/₀ par rapport aux premières.

Nous avons dans le tableau suivant reproduit avec quelques statistiques connues, celle que nous avons dressée sur les Notes Villeneuve et une dernière qui nous est personnelle

Tableau comparatif des diverses statistiques

PRÉSENTATIONS	JOULIN 275.922	PINARD 100.000	LACHAPELLE 37.895	BOIVIN 20.517	DUBOIS 2.022	DEPAUL 16.233	VILLENEUVE et QUEIREL 7.535	QUEIREL 1395 (fœtus à terme)
Vertex..........	97 0/0	—	—	96,55 0/0	94,70 0/0	93,45 0/0	92,82 0/0	94,91 0/0
Pelvis..........	2,94 0/0	3,30 0/0	3,36 0/0	2,97 0/0	4,20 0/0	3,90 0/0	4,45 0/0	2,43 0/0
Tronc..........	0,42 0/0	0,80 0/0	0,43 0/0	—	0,64 0/0	1,16 0/0	1,69 0/0	1,14 0/0
Face..........	0,49	0,40 0/0	0,46 0/0	—	—	0,57 0/0	0,74 0/0	0,50 0/0
Indéterminées...	—	—	—	—	—	—	0,30 0/0	1

La statistique de Joulin comprend des relevés de: Boivin, Lachapelle, Rieck, Merriman, Blaud, Velpeau, Dubois, Boër, Killian, Clarke, Collin, etc. ; Delore et Lutaud l'ont acceptée dans leur manuel d'accouchements. Quelques auteurs, après avoir reproduit plusieurs de ces chiffres, se bornent à une appréciation approximative. Playfair, par exemple, admet 95 0/0 de vertex, 2 à 3 0/0 de pelvis, etc. Tarnier donne les chiffres suivants :

Vertex...	19	sur	20	accouchements.
Siège....	1	»	30	»
Tronc....	1	»	125	»
Face....	1	»	250	»

Ce qui revient à dire qu'il admet la statistique de Pinard.

Nous ferons remarquer que dans la notre, nous avons éliminé tous les cas de grossesse au-dessous de huit mois et demi, ce qui explique la faiblesse du chiffre des présentations pelviennes, d'autant plus fréquentes que la grossesse est moins avancée.

Accouchements gémellaires 17.

5 primipares.
- à terme — 2 vertex — 2 filles +
- à terme — 2 vertex — 2 garçons +
- à terme — 2 pelvis — 2 garçons +
- à terme — 2 pelvis — garçon et fille.
- 8 mois — 2 vertex — 2 garçons.

12 multipares.
- M^2 à terme — 2 pelvis — 2 filles éclampsie.
- M^2 à 8 mois — 1 pelvis, 1 ép. g. — garçon et garçon +
- M^3 à terme — 2 vertex — garçon + et fille.
- M^3 à terme — vertex et pelvis — garçon et fille.
- M^3 à terme — vertex et pelvis 2 filles M + péritonite.
- M^3 à 8 mois — 2 vertex — fille et garçon
- M^4 à terme — 1 pelvis fille et 1 vertex garçon + forceps
- M^4 à 7 mois — 1 vertex et 1 tronc plié — 2 filles +
- M^7 à terme — 1 vertex et 1 pelvis — 2 garçons.
- M^7 à terme — 1 pelvis et 1 vertex — 2 garçons.
- M^7 à terme — 1 vertex et 1 pelvis — 2 filles.
- M^{10} à terme — 1 vertex — fille et 1 ép. droite fille + version.

10 garçons vivants	12 filles vivantes
7 garçons morts	5 filles mortes
17 garçons +	17 filles = 34

2 garçons	6 fois
1 gar. et 1 fil.	6 fois
2 filles	5 fois
	17

2 vertex	5 fois	1 pel.,1 vertex 2 fois
1 vertex,1 pelvis	4 fois	1 vertex,1 ép. 2 fois
2 pelvis	3 fois	1 pelvis,1 ép. 1 fois

17

Sur les 1639 accouchements, 1553 fois la parturition a été spontanée.

86 fois l'accouchement n'a pu se faire par les seuls efforts de la nature, et il a fallu recourir à des manœuvres instrusmentales ou manuelles.

C'est ainsi qu'on a employé..
- 51 fois le forceps.
- 3 — la craniotomie et céphalotripsie.
- 27 — la version.
- 5 — des tractions sur le pelvis,

La mortalité de ce chef a été, pour les mères, de 13, et pour les enfants, de 44.

Ce qui fait 15,11 0/0 pour les mères et 51,16 0/0 pour les enfants.

Voici dans les tableaux détaillés les particularités de ces parturitions artificielles :

Forceps 51 fois.

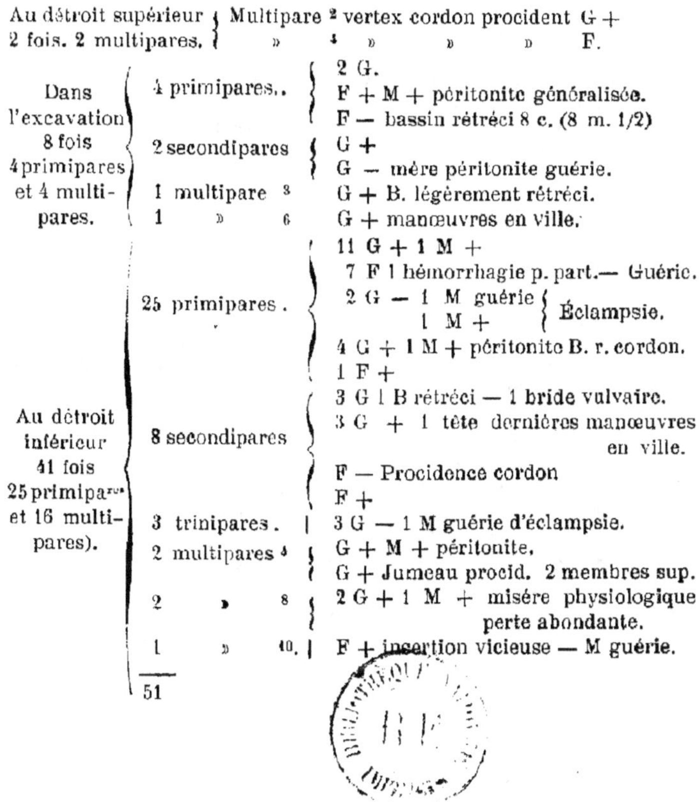

Au détroit supérieur 2 fois. 2 multipares.
- Multipare [2] vertex cordon procident G +
- » [4] » » » F.

Dans l'excavation 8 fois (4 primipares et 4 multipares).
- 4 primipares..
  - 2 G.
  - F + M + péritonite généralisée.
  - F — bassin rétréci 8 c. (8 m. 1/2)
- 2 secondipares
  - G +
  - G — mère péritonite guérie.
- 1 multipare [3] — G + B. légèrement rétréci.
- 1 » [6] — G + manœuvres en ville.

Au détroit inférieur 41 fois (25 primipares et 16 multipares).
- 25 primipares .
  - 11 G + 1 M +
  - 7 F 1 hémorrhagie p. part.— Guérie.
  - 2 G — 1 M guérie / 1 M + } Éclampsie.
  - 4 G + 1 M + péritonite B. r. cordon.
  - 1 F +
- 8 secondipares
  - 3 G 1 B rétréci — 1 bride vulvaire.
  - 3 G + 1 tête dernières manœuvres en ville.
  - F — Procidence cordon
  - F +
- 3 trinipares . — 3 G — 1 M guérie d'éclampsie.
- 2 multipares [4]
  - G + M + péritonite.
  - G + Jumeau procid. 2 membres sup.
- 2 » [8] — 2 G + 1 M + misére physiologique perte abondante.
- 1 » [10.] — F + insertion vicieuse — M guérie.

51

En résumé, sur ces 51 fois, le forceps a été appliqué :

$$2 \text{ fois au dét. supérieur}$$
$$8 \text{ » dans l'excavation}$$
$$41 \text{ » au dét. inférieur}$$

29 fois on avait affaire à des primipares qui ont donné
4 décès maternels
6 » d'enfants { 4 G / 2 F

22 fois on avait affaire à des multipares qui ont donné
2 décès maternels
13 » d'enfants { 11 G / 2 F

Ce qui fait pour les mères 6 décès soit 11,76 0/0
» pour les enfants 19 décès soit 37,25 0/0

Plus 3 cas où il a fallu recourir à la craniotomie et même à la céphalotripsie :

1 fois pour un bassin rétréci chez une multipare de 4 à cause du volume de l'enfant, G +.
1 fois pour 1 bassin rétréci, chez une primipare, le cordon et une main étaient en procidence, G +.
1 fois enfin chez une petite femme, secondipare, G +.
Les 3 mères ont guéri.

Version 27 fois

20 pour des présentations du tronc :

12 épaules gauches { 2 primipares, 2 G +. / 10 multipares, 2 G vivants, 5 G +, 3 F +
8 épaules droites , 8 multipares , 2 F, 3 F + jumelle +, 2 G + une mère +
2 fois pour insertion anormale du placenta — 2 tripares, 2 F vivantes, une mère +
1 fois pour éclampsie, secondipare, 8 m., vertex, G + mère +
1 version spontanée — garç. de 3350 gr.
1 version commencée en ville, tête arrêtée G + mère +
1 bassin rétréci, 7 c. primipare G + M +
1 hydrocéphalie — G + mère + rupture.

27 dont 5 morts maternelles et 20 d'enfants.

Dans les 20 présentations de l'epaule 1 seul décès maternel.

Traction sur le pelvis 5 fois

3 primipares 1 mère morte (1 G et 2 G +) 1 bassin barré
2 multipares 1   »   »   (G vivant F +)

Délivrance artificielle 4 fois

Sans accident.

Hémorrhagies post partum 2 fois. . . . . $\Big\{$ 1 fois après forceps
$\phantom{Hémorrhagies post partum 2 fois. . . . . \Big\{}$ 1   »   »   version.

Ainsi donc, la mortalité des femmes en couches a été en bloc de 3,24 0/0 dans la période quinquennale de 82 à 86. Mais si l'on retranche les cas d'accouchements où l'intervention a été nécessaire, elle n'est plus que de 2,57 0/0 pour les accouchements spontanés, soit 40 sur 1553.

Même en s'en tenant à ce chiffre de 3,24, on peut dire que depuis 1824, le coëfficient de la mortalité a fortement diminué, surtout dans ces dernières années. En 1887, dans mon service, grâce à des mesures hygiéniques sévères et à la méthode antiseptique suivie rigoureusement, nous avons eu la satisfaction d'abaisser ce chiffre à 1,68 0/0 qui, étant données les conditions de notre établissement, est assez minime, surtout si l'on remarque que nous avons tenu compte du sort des femmes qui ont dû quitter le service pour des raisons quelconques et être soignées en médecine ou en chirurgie.

Au milieu de notre époque si troublée et où surgit tant d'idées nouvelles (plus ou moins heureuses), il est consolant de voir cette préoccupation constante d'économiser la vie et d'améliorer le sort des malheureux.

Parmi ceux-ci, il n'en est pas de plus dignes d'intérêt que les pauvres femmes grosses qui viennent se confier à nos soins et entrent dans nos Maternités pour accomplir les lois de la nature. Lois physiologiques qui ne devraient point troubler la santé, ni surtout compromettre la vie ; mais que l'encombrement, l'atmosphère nosocomiale et bien d'autres facteurs inhérents à nos installations défectueuses avaient rendues meurtrières au premier chef.

On se rappelle quel émoi jeta, dans les rangs des médecins et des chirurgiens des hôpitaux de Paris, la proportion énorme de la mortalité puerpérale ; il y en eut qui allèrent jusqu'à proposer l'évacuation de toutes les maternités, et en 1855, à l'Académie de Médecine, Dubois, le grand accoucheur, s'écriait : « qu'à ses yeux, il y avait moins de danger pour une femme d'accoucher dans la rue que dans une salle de la Maternité ou de la Clinique ». En 1856, M. Tarnier apportait des chiffres tristement éloquents ! Il relevait une mortalité de 1/19 pour la Maternité et de 1/250 dans la pratique civile.

M. Siredey, dans un article de statistique, dit que Tenon, en 1786, à l'H.-D., relevait une mortalité de 1/16 chez les femmes en couches, c'est-à-dire 6,25 0/0 ; de 1802 à 1850 la moyenne des décès dans les divers services d'accouchements était de 1/89, soit 5,26 0/0. Lors de la création du service à Lariboisière, dans un local neuf et luxueux, elle fut de 1/11, soit plus de 9 0/0, et de 1/15 les années qui suivirent 6,66 0/0.

En 1864, la mortalité de la Maternité de Paris s'éleva à 20 0/0, c'est-à-dire qu'une femme sur cinq succombait pour avoir accouché dans cet établissement. Le professeur Trélat prit le service dans ces conditions, et persuadé que cet état de choses tenait à l'infection nosacomiale, il fit ventiler, aérer longuement les salles durant tout le jour et eut la satisfaction de voir tomber le chiffre de la mortalité à 6 0/0.

Puis vint le professeur Tarnier qui, non moins convaincu de la transmission possible d'un virus puerpéral, admis par lui dès 1857 dans sa thèse inaugurale, époque où, d'ailleurs, cette idée parut bien neuve, renchérit sur les mesures et les précautions prises déjà et put enfin maintenir le taux de la mortalité puerpérale, en 1870, dans des limites inférieures à 4 0/0.

Ce chiffre de 4 0/0 était, en 1869, d'après M. Besnier, celui de la moyenne de tous les services d'accouchements des hôpitaux de Paris. Il était plus élevé que ceux des trois années précédentes :

En effet, on avait, en 1866, pour 6957 accouchements, 241 décès, soit 3,46 0/0
     1867 — 8382 — 324 — 3,86 0/0
     1868 — 8515 — 332 — 3,89 0/0

Mais tous les hôpitaux n'avaient pas la même mortalité ! C'est ainsi que le service de M. Hérard n'avait que 2,21 0/0 de décès alors qu'à Necker on arrivait au chiffre de 11 0/0.

Voici quel a été le nombre des décès de la Maternité depuis 1864 :

1864	1530 accouch^ts	310 décès	20,26 0/0
1865	804 »	49 »	6,09 »
1866	1013 »	79 »	7,79 »
1867	1094 »	54 »	4,93 »
1868	1283 »	61 »	4,75 »
1869	998 »	77 »	7,91 »
1870	1126 »	45 »	3,90 »
1871	840 »	23 »	2,73 »
1872	1135 »	39 »	3,43 »
1873	1395 »	25 »	1,78 »
1874	1266 »	29 »	2,29 »
1875	1220 »	17 »	1,37 »
1876	1250 »	30 »	2,40 »
1877	1248 »	22 »	1,76 »
1878	1321 »	28 »	2,11 »
1879	1442 »	31 »	2,15 »
1880	1379 »	92 »	2,32 »
1881	1376 »	28 »	2,03 »

« Avant tout, dit M. Tarnier, il faut bien se persuader que « les demi-mesures sont complètement inefficaces. » (Discours distribution des prix aux sages-femmes, 1882).

On sait quelle louable ténacité il mit à éviter cet écueil et comment il poussa dans la voie du progrès l'Administration, cette Administration qui écrivait encore ceci en 1868 :

« Les maladies puerpérales peuvent sans doute s'aggraver « ou se développer sous les influences nées d'une certaine « réunion de femmes accouchées ; mais les précédents de ces « femmes, leurs souffrances antérieures, leur état moral et « physique au moment de l'accouchement, la primiparité, « et *surtout la constitution médicale de certaines époques* « *de l'année*, ne sont-ils pas les vraies origines du mal qui a « pris de désolantes proportions dans les grandes agglomèra-

« tions de nos villes modernes? » (Exposé des progrès et des améliorations de l'Assistance publique).

Si l'on a voulu dire qu'au milieu de toutes ces causes de dépression les femmes en couches ne peuvent que mal se défendre contre le germe infectieux de la fièvre puerpérale, nous n'y contredirons pas; mais M. Tarnier, et c'est là un de ses plus beaux titres à la reconnaissance de notre génération, ne s'y est pas trompé, quand il plaçait toutes ces causes au second plan et mettait en lumière, au contraire, le virus puerpéral qui, transporté, communiquait la fièvre par contagion directe.

L'avenir d'alors, qui est déjà le passé d'aujourd'hui, tant ces idées ont fait de rapides progrès, lui a donné pleinement raison.

Parmi les mesures hygiéniques, il n'en est pas de plus rationnelle que l'isolement; l'expérience a démontré qu'il n'en était pas de plus efficace. En effet, avec un personnel distinct ne soignant que des femmes saines, celles-ci entrant dans un pavillon spécial à chambres séparées où ne séjourne qu'une seule accouchée, succédant à une autre après quelques jours d'aération et même de désinfection de la pièce, M. Tarnier a prouvé qu'on pouvait réduire le chiffre de la mortalité à des proportions minimes et même à zéro, comme l'indique le tableau suivant :

Pavillon de la Maternité de Paris

A CHAMBRE SÉPARÉES

1876	88 accouch⁺	1 décès
1877	204 »	2 »
1878	234 »	2 »
1879	182 »	1 »
1880	155 »	0 »
1881	235 »	0 »
1882	125 »	0 »
Ainsi donc sur 1223 accouch⁺		6 décès.

et sur les 515 derniers, pas un seul. Depuis, cet éminen accoucheur est arrivé au chiffre 1000 avec un seul décès, et encore se produisit-il chez une femme épuisée par des manœuvres faites en ville.

Tels sont les résultats que *l'idée de la contagion* a permis d'obtenir et les succès que l'on doit à la méthode antiseptique qui en est la conséquence.

Au reste, partout où les chefs de service ont été soucieux de la vie des accouchées confiées à leurs soins, ces principes ont été appliqués et ont fourni des statistiques aussi favorables.

Chez M. Siredey, par exemple :

De 1874 à 1881, la mortalité générale a été de 2,50 0/0 ; mais en 1881, 775 accouchements ont donné 14 décès, 1,80 0/0.

Chez M. Hervieux, prenant le service en 1861, mortalité 12 à 13 0/0, et même 20 0/0 en 1864. Après les précautions que l'on connaît, inscrites d'ailleurs tout au long dans son beau Traité des Maladies puerpérales, on arrive à un taux bien moindre :

De 1864 à 1867   4 à 8 0/0
De 1867 à 1872   1 à 4 0/0
De 1872 à 1882   1 à 2 0/0

On voit qu'ainsi successivement la limite maxima s'est abaissée et, en 15 ans, est devenue le quart de ce qu'elle était.

A la Maternité de la Charité de Paris :

De 1883 à 1886, M. Budin a relevé 1349 accouchements sur lesquels il y a eu 21 décès, soit 1,55 0/0. 9 de ces décès ont eu lieu par infection puerpérale, et sur ces derniers, 4 ont été le résultat de la contagion dans le service.

Si l'on ne tient compte que des accidents septicémiques, le chiffre de la mortalité générale s'abaisse à 0,66 0/0.

A la Maternité de Saint-Louis (Charles, thèse 1887) :

En 1885 et 1886, sur 1261 accouchements, on compte 18 décès maternels savoir :

3 par insertion vicieuse
3 par rupture utérine
1 par affection organique du cœur
1 par phtisie pulmonaire
1 par néphrite et broncho-pneumonie
1 par intoxication mercurielle
8 par accidents septiques

Ce qui fait 1,35 0/0 comme mortalité générale et par septicémie seulement, 0,63 0/0.

La Maternité de Marseille a vu aussi s'abaisser le chiffre de la mortalité des femmes en couches dans une proportion que nous voudrions plus grande encore. C'est ainsi que le taux de la mortalité générale de la statistique du docteur Villeneuve était en moyenne de 5,57 0/0, mais dans la dernière période de 1864 à 1876 elle a été de 6,69 0/0.

Dans la période quinquennale de 1882 à 1887, voici le mouvement de la mortalité générale :

	décès maternels
1882	2,79 0/0
1883	4,59 »
1884	3,52 »
1885	1,78 »
1886	3,53 »

Soit 3,24 0/0 comme moyenne pour les cinq années.

Enfin, en 1887, où les mesures antiseptiques ont été employées sous notre surveillance, le chiffre de cette mortalité s'est abaissé à 1,68 0/0, soit, à peu près, ce qu'elle a été au Havre (1,52) en 1887, dans un bâtiment entièrement neuf.

Le tableau ci-dessous donne les moyennes calculées sur les cinq années 1882-83-84-85-86, des maternités des villes suivantes :

Nantes.....	0,164 0/0	
Orléans	0,328 »	(3 ans, sans décès, sur les 5 années).
Amiens	0,696 »	
Rouen	0,73 »	(Ne sont pas comptés, il est vrai, les décès du service des suites de couches).
Bordeaux ..	1,21 »	(Tous les services compris. En 1884 maternité 504 accouch., sans décès, malgré 3 versions et 9 forceps).
Lyon..... ..	1,416 »	(Tous les services compris. 3 ans, Croix-Rousse, sans décès et 1 an avec 1 seul.
Lille	2,25 »	
Angers.... .	3,546 »	
Caen	4,252 »	

Marseille viendrait donc après Lille dans cette énumération, avec son chiffre de 3,24, chiffre assez élevé, mais qui comprend tous les décès indistinctement qui ont frappé les femmes en couches, même longtemps après la période de temps qu'on les garde dans les services des maternités. Quoiqu'il en soit, la diminution de ce taux, obtenue en 1887, nous permet d'espérer d'être encore au-dessous, dans l'avenir.

Certainement nous sommes loin de l'immunité que présentent les parturitions qui ont lieu dans la clientèle privée, ainsi que le démontre le tableau suivant :

Décès par maladies puerpérales à Marseille

1882	11074 accouch[ts]	97 décès soit	8,7 0/00
1882	11581 »	93 » »	8 »
1884	11638 »	91 » »	7,8 »
1885	11716 »	83 » »	7 »
1886	11667 »	103 » »	9,9 »

Mais si le chiffre de 1,68, mortalité de notre service en 1887, est le double, par exemple, de 1886, en ville, il convient de remarquer que celui-ci est certainement inférieur à la vérité. La statistique de la Mairie manquant de contrôle, parce que tous les billets de décès ne portent pas le diagnostic ou quelquefois portent un diagnostic incomplet, on ne peut avoir en elle qu'une confiance relative. Souvent les médecins omettent d'indiquer la puerpéralité comme cause première de la mort et ne mentionnent que l'accident prochain qui l'a déterminée.

On ne saurait cependant nier qu'il y a entre la pratique de la ville et celle de l'hôpital une différence toute en faveur de la première sans que toutefois elle soit assez grande pour nous déterminer à envoyer les parturientes chez des accoucheuses agréées par l'Administration, ainsi que cela se passe à Paris.

C'est que nous sommes loin de l'époque où M. Léon Lefort, chargé de visiter les maternités des grandes villes de l'Europe, était revenu de son voyage persuadé que la meilleure assistance à donner aux femmes enceintes était de les faire accoucher en ville, chez des sages-femmes. La statistique énorme qu'il rapportait lui donnait, il est vrai, complètement raison.

Sur 888,312 femmes accouchées dans les Maternités ou les Hôpitaux, on comptait 30,594 décès, tandis que sur 934,781 accouchements opérés en ville, dans la classe pauvre ou aisée, il ne relevait que 4,405 morts.

Il y avait donc, en faveur de cette dernière pratique, une différence de 1 sur 19 à 1 sur 212 et la mesure, proposée déjà et réclamée à nouveau par l'éminent chirurgien, s'offrit alors comme la meilleure solution. On ne saurait contester qu'elle n'ait donné de bons résultats; mais la différence entre la mortalité de cette clientèle et de celle de l'Hôpital a été sans cesse en s'effaçant, grâce à la diminution de celle-ci.

Ce qui avait frappé aussi le professeur Lefort, c'était que les nouvelles maternités, comme celles de Leipzig, Munich, de Hanovre, de Wurtzbourg, Francfort-sur-le-Mein, Stuttgart, Zurich, Kiel, Saint-Pétersbourg, étaient divisées en petites salles, et que la mortalité était d'autant moins élevée que l'établissement contenait moins de lits.

M. Vacher, à qui l'on doit un travail important sur la statistique des hôpitaux, comparant les résultats obtenus à Paris et à Rome, pour les services d'accouchements, arrivait à la même conclusion. Ainsi, à San-Rocco, où il n'y a que 6 lits, où les femmes entrent quelques jours avant le terme de leur grossesse et sortent en général, le huitième ou le neuvième jour, voici quelle a été la statistique de 1864 et 1865 :

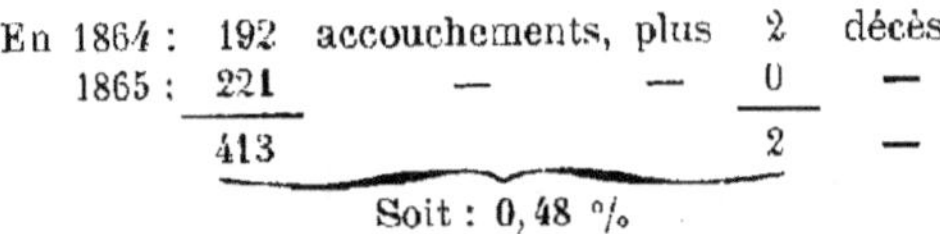

```
En 1864 :  192  accouchements, plus   2   décès
   1865 :  221        —           —    0    —
          ————                        ——
           413                         2    —
                   Soit : 0,48 %
```

Les deux décès de 1864 sont dus : l'un à la fièvre puerpérale, dans un cas de craniotripsie : l'autre à une éclampsie, forceps. Il y a eu, la même année, deux versions et deux délivrances artificielles.

En 1865 point de décès, malgré 4 versions, 1 accouchement prématuré et 3 craniotomies.

Quand on sera bien persuadé que les précautions antiseptiques seront suffisantes pour abaisser le chiffre de la mortalité, on arrivera, dans les maternités isolées, à des résultats plus favorables encore qu'en ville. Le professeur Tarnier l'a prouvé péremptoirement.

On devra tenir compte de toutes ces considérations, quand on construira une nouvelle Maternité à Marseille, car jusqu'ici nous n'avons pas été gâtés en fait de local, si l'on en juge par les résultats. Nous avons relevé la mortalité dans les divers bâtiments où a été installé le service d'accouchements, et l'on peut se convaincre que le changement n'a jamais apporté d'amélioration notable dans le double coëfficient de la mortalité des mères et des nouveau-nés :

LOCAUX	ANNÉES	Mortalité Mères	Mortalité Enfants
Entrepôt	1740 — 1789	0.24 %	6.64 %
Madeleine	1824 — 2832	4.25 »	10 74 »
Allées de Meilhan .	1832 — 1837	4.90 »	14.31 »
Charité	1837 — 1864	4.61 »	21.80 »
Conception	1864 — 1876	6.69 »	18.59 »

Au contraire, à la Conception, si nous voyons aujourd'hui des chiffres au-dessous de 4 % pour les mères, il y a eu des années où la mortalité s'est élevée à 8,29 comme en 1864, ou 11,89 et même 16,14 comme en 1870 et 1874.

Ces chiffres néfastes ne doivent plus se produire, nous l'espérons du moins, surtout si l'on nous construit un nouveau local, d'après les données de la science moderne.

———

Si grande que soit l'importance de la mortalité maternelle, il est encore un facteur dont il faut tenir grand compte dans l'appréciation des conditions hygiéniques des maternités ; je veux parler de la mortalité des nouveau-nés.

Nous devons nous attendre ici à des chiffres bien plus élevés. D'abord à cause de la moindre résistance qu'offre la vie à la naissance et ensuite à cause des conditions plus fâcheuses dans lesquelles viennent au monde les enfants : illégitimité, misère physiologique, alcoolisme, syphilis des mères et aussi difficultés d'accoucher, qui nécessitent souvent l'entrée de celles-ci à l'hôpital, après des manœuvres qui ont déjà compromis la vie du fœtus.

La mortalité durant la première année de la vie est considérable. Elle est, à Marseille, de 20,18 0/0, et du dixième de ce chiffre pendant la première semaine, c'est-à-dire de 2 0/0, soit 4259 décès sur 199.182 décès généraux.

Pour la France entière, la première année présente une mortalité de 17,42 0/0 ; mais si l'on fait deux parts des enfants légitimes et illégitimes, on se rend compte de l'énorme différence qui existe sous ce rapport entre ces deux catégories. Ainsi, d'après le docteur Mireur :

Mortalité de la 1re enfance à Marseille : 1866-1885

168878 naissances légitimes	32057 décès	19 0/0
27955 » »	7854 »	28 »

D'un autre côté, si l'on ne considère que la mortinatalité dans ces dernières années, on a le tableau ci-dessous :

1882	11074 accouch^ts	818 morts nés	soit 7,37 0/0 décès
1883	11581 »	823 » »	» 7,10 » »
1884	11638 »	860 » »	» 7,38 » »
1885	11716 »	804 » »	» 6,86 » »
1886	11667 »	856 » »	» 7,33 » »

Pour la Maternité, dans la période quinquennale que nous examinons, nous trouvons :

1882	décès infantiles	11 0/0
1883	» »	16,88
1884	» »	13,62
1885	» »	12,61
1886	» ¿	17,83

Moyenne générale........... 14,39, y compris les avortons

En 1887, dans notre service, la mortinatalité a été de 10 0/0· Ce chiffre n'est pas très élevé si l'on se rappelle les conditions particulièrement défavorables dans lesquelles se produisent les naissances de Maternité, et si l'on ajoute que dans cette évaluation sont compris les enfants morts dans les trois premiers jours qui suivent l'accouchement.

CHAPITRE VII

Parmi les desiderata que nous nous sommes proposé de grouper dans ce chapitre, le premier de tous est la construction d'un nouveau bâtiment, indépendant et plus ou moins éloigné d'un hôpital. Il est de toute évidence qu'un service tel que celui d'accouchements doit être situé dans un endroit salubre et soustrait aux nombreuses causes d'infection auxquelles l'exposerait, chaque jour, la proximité d'un autre service, où peuvent se montrer en grand nombre, des maladies zymotiques ou contagieuses. Tout le monde est d'accord sur les chances plus grandes d'absorption qu'offre l'organisme des femmes après un accouchement et les idées contemporaines, suivant l'inspiration de la science moderne, tendent de plus en plus à mettre les accouchées à l'abri du danger auquel les expose la parturition.

Leur séjour dans une maison spéciale n'a pas seulement pour but de les enlever du milieu nosocomial, mais encore de permettre une antisepsie plus rigoureuse, grâce à l'usage exclusif de linges, literies, instruments, etc... spéciaux et à un personnel distinct, attaché aux trois catégories de femmes : enceintes, en travail et en couches, que l'on réunit dans le même établissement, mais qui forment trois services bien séparés.

Nous pensons, d'ailleurs, qu'il entre dans les vues de l'Administration de construire un jour une nouvelle Maternité, et c'est en prévision de l'exécution d'un pareil projet que nous prenons la liberté de lui présenter le plan programme que nous joignons à notre travail.

Il n'est pas irréprochable, sans doute, mais il nous a paru pratique en ce qu'il concilie la question d'économie financière et les exigences de l'hygiène actuelle.

Nous avons disposé les bâtiments et arrangé les services de manière à ce que les accouchées soient dans les conditions au régime cellulaire, mais dans des salles où l'on n'aurait jamais que des parturientes saines. Nous avons réservé simplement quatre chambres pour des pensionnaires qui désireraient être seules durant leur séjour dans l'établissement, chambres qu'on pourrait affecter aussi à quelques opérations de gynécologie : périnéorrhaphie, fistule vésico ou recto-vaginale, etc., infirmités résultant de l'accouchement.

Il va sans dire que le terrain sur lequel s'élèvera l'édifice sera drainé et qu'il sera établi un égout suffisant pour que le sous-sol ne soit jamais imprégné d'agents nuisibles ; que l'eau y sera en assez grande abondance et circulera de façon à pouvoir nettoyer les appartements de fond en comble ; que l'aération, la ventilation pourront s'effectuer avec les plus grandes facilités ; que le chauffage, l'éclairage, l'étuve à désinfection, etc., ne laisseront rien à désirer, au moins dans ce qu'il est aujourd'hui permis de réaliser.

Enfin, un pavillon d'isolement, ne comprenant que trois chambres et complètement à part, servira au séjour des femmes malades, entrées telles ou l'étant du fait de leurs couches. Cette petite construction d'un rez-de-chaussée sera bâtie de façon à ce que l'air puisse circuler sous le plancher, distant du sol d'un mètre environ.

La chapelle sera indépendante de tout bâtiment ; la salle des morts, petite et éloignée le plus possible des pavillons.

A l'extrémité de ceux-ci, les lieux et un vidoir seront en dehors de la construction. Une terrasse sur le milieu de chaque bout permettra de faire passer dans les salles un vaste courant d'air. Enfin, ces salles auront toutes cinq mètres de hauteur et seront disposées de façon que chaque lit soit distant de son voisin de plus de trois mètres, ainsi que le demande le professeur Lefort.

Nous sommes heureux d'avoir eu pour tous ces plans l'approbation de M. Clauzel, le directeur éclairé qui est à la tête de nos services hospitaliers et dont on connaît la compétence en fait de construction.

Le nombre de lits de cette création serait de 103 environ, réelles d'isolement ; non pas comme à la Maternité de Paris, en comprenant les femmes grosses ou en couches, les élèves accoucheuses et le personnel logé. Il y aurait en outre 33 berceaux. En voici le décompte :

Personnel fémin.
- 1 maitr. sage-fem.
- 4 sœurs.
- 2 nourrices
- 2 veilleuses de nuit
- 6 infirmières
- 4 Blanchisseuses
- 4 ouv. ling. ou rep.
- 5 filles de service

28

Personnel masc.
- 1 aumonier
- 2 internes { médec. / pharm.
- 2 concierges
- 1 mécanicien
- 1 garçon de service
- 1 » d'amphit.

8

Élèves sages-femmes..	20
Accouchées.	33
Femmes grosses.	14
Personnel masculin.	8

103

En attendant d'avoir une installation spécialement affectée aux accouchements (Ecole et Maternité) nous formulerons le vœu : que le service actuel soit aussi isolé que possible ; que les couloirs de notre pavillon ne soient plus traversés incessamment par des visiteurs, des employés ou encore des malades ; que les femmes enceintes soient transférées dans le pavillon n° 2, à la place des nourrices qui forment le service de la crèche et n'ont rien à faire avec le nôtre, de manière que la maternité soit renfermée tout entière dans le pavillon n° 2 et son annexe 3, et mieux séparée du reste de l'hôpital. Il conviendrait aussi d'interdire les visites des parents ou amis dans les salles des accouchées et de ne leur laisser voir celles-ci que lorsqu'elles seraient en état de les recevoir au parloir.

Nous demandons : une salle de bains pour les femmes enceintes, une lingerie dont le linge arriverait chez nous en sortant de l'étuve, où il aurait subi une température effective d'au moins 100° pendant demi-heure ; pour les entrantes, des vêtements de rechange, désinfectés, qu'elles revêtiraient avant de pénétrer dans le service. Elles ne reprendraient les leurs qu'à la sortie.

Depuis quelque temps, nous avons installé un lavabo au sublimé pour les mains des accoucheuses et deux systèmes d'injections, sublimé et acide phénique, pour les femmes en travail. M. Clauzel nous seconde dans toutes ces innovations, autant que le permettent les ressources du budget, et nous sommes heureux de déclarer ici que nous avons trouvé en lui non seulement un administrateur bienveillant, mais encore un partisan convaincu des doctrines antiseptiques. Grâce à lui, chaque accouchée aura, à son chevet, un vase contenant une solution boriquée, renouvelée chaque jour et dans laquelle trempera une canule à son usage personnel qu'elle emportera en sortant. Il nous a accordé aussi, pour les élèves sages-femmes, des manteaux de caoutchouc qu'on pourra laver, après chaque travail, avec une éponge imprégnée de solution phéniquée au centième.

Enfin, les élèves devront prendre fréquemment des bains ou des douches, surtout après avoir soigné des femmes qui auraient présenté quelques accidents puerpéraux. Dans ce dernier cas, elle seront spécialement affectées à ces femmes et ne communiqueront plus avec le reste du service, jusqu'à la fin de la maladie et jusqu'à ce qu'elles se soient complètement désinfectées.

Pour les enfants nouveau-nés, nous demandons une seconde couveuse ; nous avons pu constater bien souvent qu'une seule n'était pas suffisante et ne permettait pas assez de régularité dans l'incubation des enfants.

Nous recommandons également l'emploi de l'eau boriquée en lotion ou injection pour préserver les yeux des nouveaunés de l'ophthalmie qui a sévi plusieurs fois épidémiquement.

Nous espérons que toutes ces précautions porteront bientôt leurs fruits, en diminuant la mortalité des mères et des enfants. L'avenir ne tardera pas à nous l'apprendre ; si l'on veut bien écouter les quelques conseils qui nous ont été inspirés par l'unique pensée : d'être utile à nos semblables.

Marseille. — Typ. et Lith. Barlatier et Barthelet, rue Venture, 19

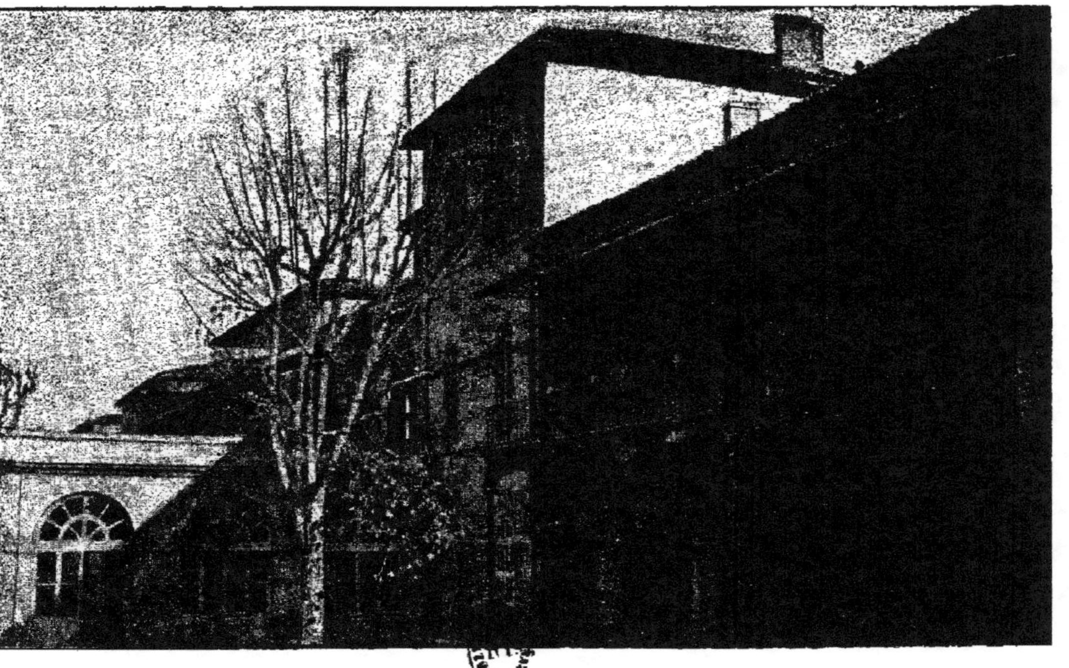

Maternité et Annexe.

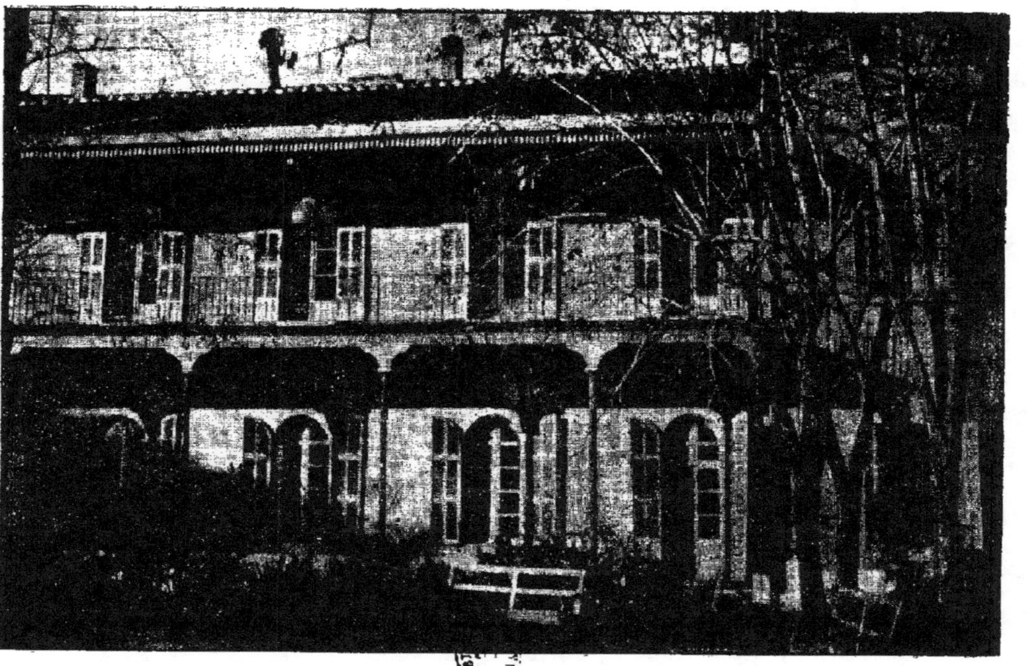

MATERNITÉ. — COUR INTÉRIEURE.

HÔPITAL DE LA CONCEPTION

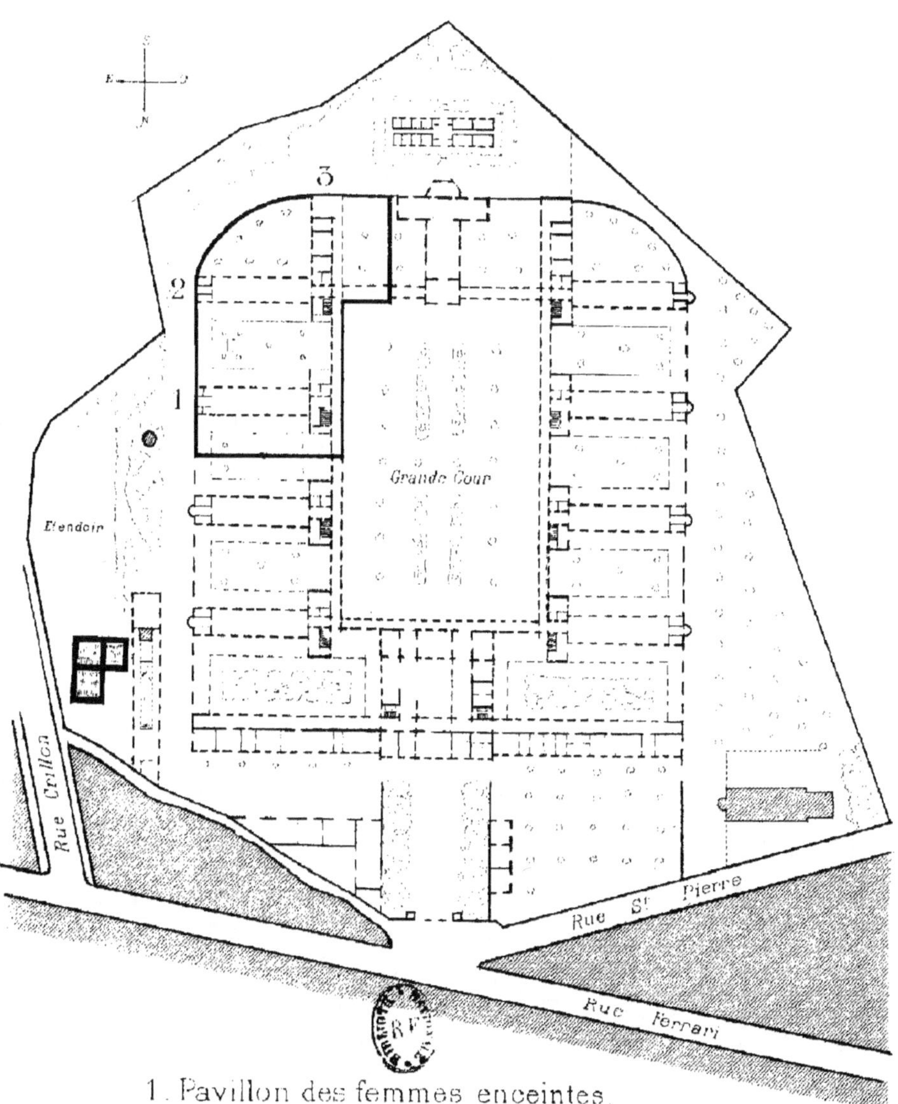

1. Pavillon des femmes enceintes.
2.   —   des accouchées.
3.   —   d'isolement.

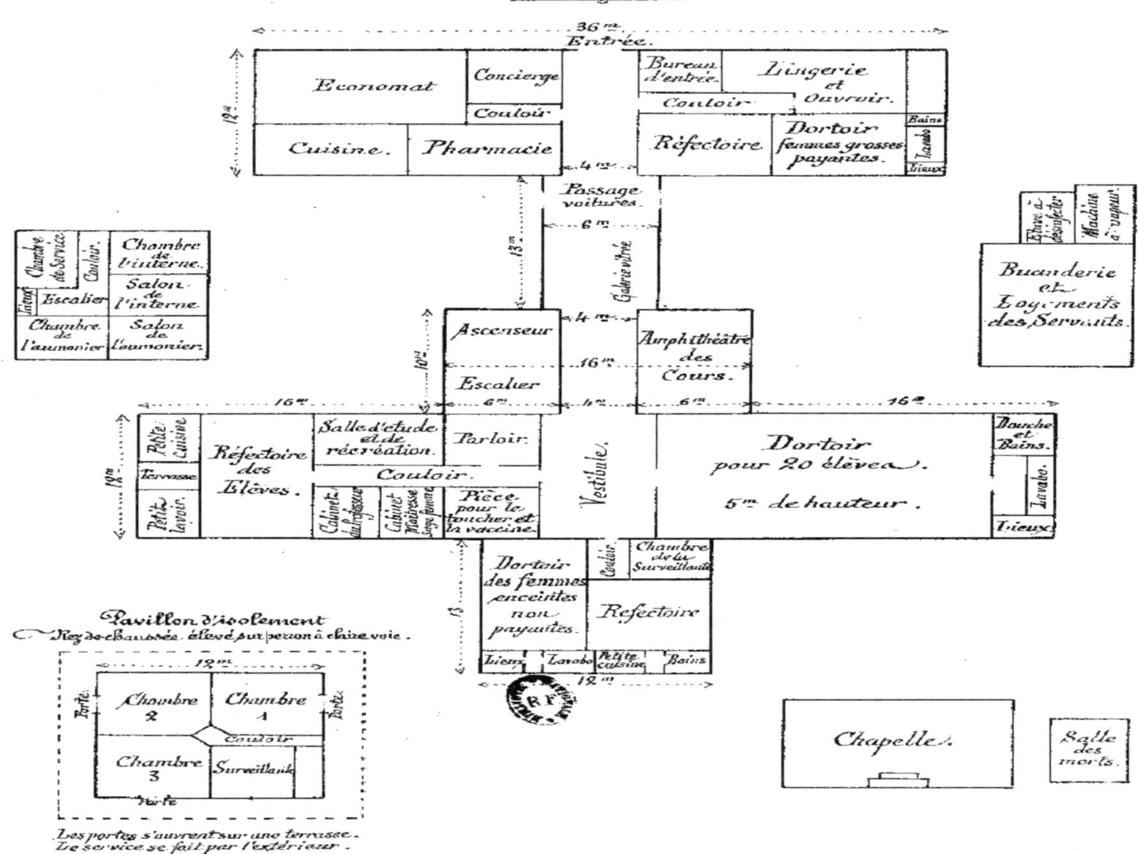

Maternité projetée.
Rez de Chaussée.
36 m.
Entrée.
Economat
Concierge
Couloir
Cuisine.
Pharmacie
Bureau d'entrée.
Lingerie et Ouvroir.
Couloir
Réfectoire
Dortoir femmes grosses payantes.
Bains
Lavabo
Lieux
Passage voitures.
6 m
4 m
13 m
Galerie vitrée.
Chambre de Service.
Couloir
Chambre de l'interne.
Escalier
Salon de l'interne.
Chambre de l'aumonier.
Salon de l'aumonier.
Ascenseur
Amphithéâtre des Cours.
4 m
16 m
Escalier
10 m
6 m
16 m
Petite Cuisine
Réfectoire des Élèves.
Salle d'étude et de récréation.
Parloir
Couloir.
Terrasse
Petit lavoir.
Cabinet d'accouchement
Cabinet Maîtresse Sage femme
Pièce pour le toucher et la vaccine.
19 m
6 m
4 m
6 m
16 m
Vestibule.
Dortoir pour 20 élèves.
5 m de hauteur.
Douche et Bains.
Lavabo
Lieux
Étuve à désinfecter
Machine à vapeur.
Buanderie et Logements des Servants.
Dortoir des femmes enceintes non payantes.
Couloir
Chambre de la Surveillante
Réfectoire
13 m
Lieux
Lavabo
Petite cuisine
Bains
12 m
R F
Pavillon d'isolement
Rez-de-chaussée élevé sur perron à claire voie.
12 m.
Porte
Chambre 2
Chambre 1
Porte
Couloir
Chambre 3
Surveillante
Porte
Les portes s'ouvrent sur une terrasse.
Le service se fait par l'extérieur.
Chapelle.
Salle des morts.

Maternité projetée.

1er étage.

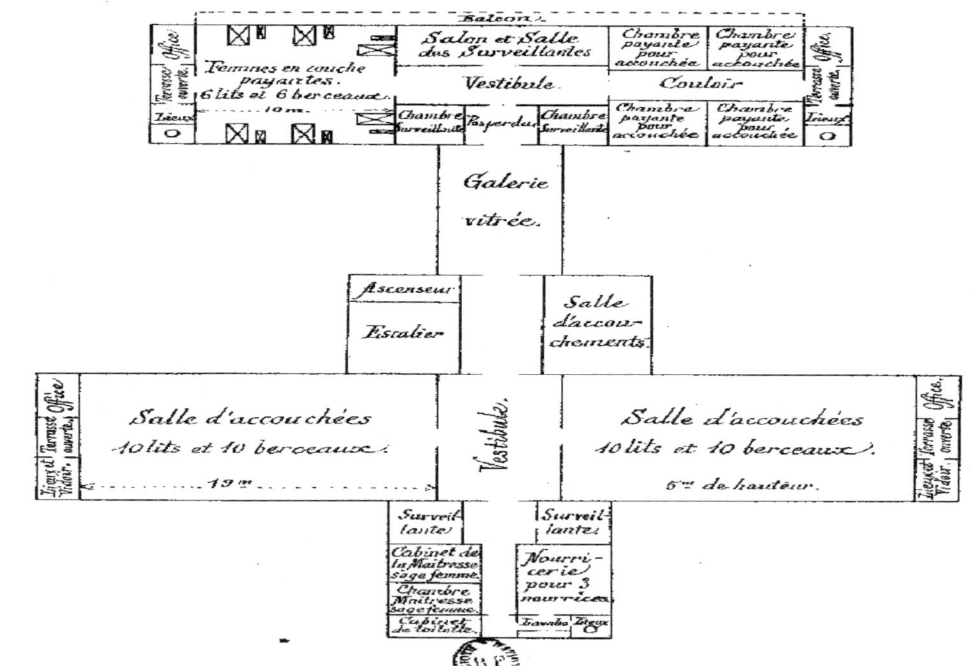

Sur les deux salles d'accouchées se trouverait un second étage, avec escalier spécial pour le logement du personnel féminin. (Sœurs, Infirmières, etc.)